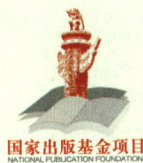

国家出版基金项目
NATIONAL PUBLICATION FOUNDATION

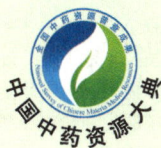

中国中药资源大典

中国中药资源大典
——中药材系列

中药材生产加工适宜技术丛书
中药材产业扶贫计划

草果生产加工适宜技术

总 主 编　黄璐琦

主　　编　杨绍兵　张金渝

副 主 编　杨维泽　杨美权　左应梅

中国医药科技出版社

内容提要

《中药材生产加工适宜技术丛书》以全国第四次中药资源普查工作为抓手，系统整理我国中药材栽培加工的传统及特色技术，旨在科学指导、普及中药材种植及产地加工，规范中药材种植产业。本书为草果生产加工适宜技术，包括：概述、草果药用资源概况、草果栽培技术、草果特色适宜技术、草果药材质量评价、草果现代研究与应用、草果种植历史与研究、草果市场动态与应用前景等内容。本书适合中药种植户及中药材生产加工企业参考使用。

图书在版编目（CIP）数据

草果生产加工适宜技术 / 杨绍兵，张金渝主编 . —北京：中国医药科技出版社，2018.3

（中国中药资源大典 . 中药材系列 . 中药材生产加工适宜技术丛书）

ISBN 978-7-5067-9932-4

Ⅰ . ①草… Ⅱ . ①杨…②张… Ⅲ . ①草豆蔻－中药加工 Ⅳ . ① R282.71

中国版本图书馆 CIP 数据核字（2018）第 012747 号

美术编辑 陈君杞
版式设计 锋尚设计

出版　中国医药科技出版社
地址　北京市海淀区文慧园北路甲 22 号
邮编　100082
电话　发行：010-62227427　邮购：010-62236938
网址　www.cmstp.com
规格　710×1000mm　¹/₁₆
印张　7
字数　60 千字
版次　2018 年 3 月第 1 版
印次　2018 年 3 月第 1 次印刷
印刷　北京盛通印刷股份有限公司
经销　全国各地新华书店
书号　ISBN 978-7-5067-9932-4
定价　22.00 元

中药材生产加工适宜技术丛书

—— 编委会 ——

—— 本书编委会 ——

主　　编　杨绍兵　张金渝

副 主 编　杨维泽　杨美权　左应梅

编写人员（按姓氏笔画排序）

王绍丽（云南中医药中等专业学校）

邓先能（云南省农业科学院药用植物研究所）

左应梅（云南省农业科学院药用植物研究所）

许宗亮（云南省农业科学院药用植物研究所）

杨　毅（云南省怒江傈僳族自治州农业局草果产业发展
　　　　研究所）

杨天梅（云南省农业科学院农业环境资源研究所）

杨绍兵（云南省农业科学院药用植物研究所）

杨美权（云南省农业科学院药用植物研究所）

杨维泽（云南省农业科学院药用植物研究所）

李亚男（云南艺术学院文华学院）

李新华（云南省怒江傈僳族自治州贡山独龙族怒族自治
　　　　县普拉底乡农业综合服务中心）

张金瑜（云南省农业科学院药用植物研究所）

陈秀花（云南省怒江傈僳族自治州贡山独龙族怒族自治
　　　　县农业局土壤肥料工作站）

金　航（云南省农业科学院药用植物研究所）

赵安洁（云南省农业科学院药用植物研究所）

唐春云（云南省怒江傈僳族自治州林业局木本油料产业
　　　　发展研究所）

简邦丽（云南省临沧市云县农业局）

序

我国是最早开始药用植物人工栽培的国家，中药材使用栽培历史悠久。目前，中药材生产技术较为成熟的品种有200余种。我国劳动人民在长期实践中积累了丰富的中药种植管理经验，形成了一系列实用、有特色的栽培加工方法。这些源于民间、简单实用的中药材生产加工适宜技术，被药农广泛接受。这些技术多为实践中的有效经验，经过长期实践，兼具经济性和可操作性，也带有鲜明的地方特色，是中药资源发展的宝贵财富和有力支撑。

基层中药材生产加工适宜技术也存在技术水平、操作规范、生产效果参差不齐问题，研究基础也较薄弱；受限于信息渠道相对闭塞，技术交流和推广不广泛，效率和效益也不很高。这些问题导致许多中药材生产加工技术只在较小范围内使用，不利于价值发挥，也不利于技术提升。因此，中药材生产加工适宜技术的收集、汇总工作显得更加重要，并且需要搭建沟通、传播平台，引入科研力量，结合现代科学技术手段，开展适宜技术研究论证与开发升级，在此基础上进行推广，使其优势技术得到充分的发挥与应用。

《中药材生产加工适宜技术》系列丛书正是在这样的背景下组织编撰的。该书以我院中药资源中心专家为主体，他们以中药资源动态监测信息和技术服务体系的工作为基础，编写整理了百余种常用大宗中药材的生产加工适宜技术。全书从中药材的种植、采收、加工等方面进行介绍，指导中药材生产，旨在促进中药资源的可持续发展，提高中药资源利用效率，保护生物多样性和生态环境，推进生态文明建设。

丛书的出版有利于促进中药种植技术的提升，对改善中药材的生产方式，促进中药资源产业发展，促进中药材规范化种植，提升中药材质量具有指导意义。本书适合中药栽培专业学生及基层药农阅读，也希望编写组广泛听取吸纳药农宝贵经验，不断丰富技术内容。

书将付梓，先睹为悦，谨以上言，以斯充序。

中国中医科学院 院长

中 国 工 程 院 院士 张伯礼

丁酉秋于东直门

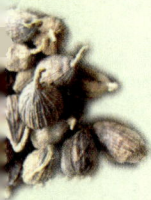

总 前 言

中药材是中医药事业传承和发展的物质基础，是关系国计民生的战略性资源。中药材保护和发展得到了党中央、国务院的高度重视，一系列促进中药材发展的法律规划的颁布，如《中华人民共和国中医药法》的颁布，为野生资源保护和中药材规范化种植养殖提供了法律依据；《中医药发展战略规划纲要（2016—2030年）》提出推进"中药材规范化种植养殖"战略布局；《中药材保护和发展规划（2015—2020年）》对我国中药材资源保护和中药材产业发展进行了全面部署。

中药材生产和加工是中药产业发展的"第一关"，对保证中药供给和质量安全起着最为关键的作用。影响中药材质量的问题也最为复杂，存在种源、环境因子、种植技术、加工工艺等多个环节影响，是我国中医药管理的重点和难点。多数中药材规模化种植历史不超过30年，所积累的生产经验和研究资料严重不足。中药材科学种植还需要大量的研究和长期的实践。

中药材质量上存在特殊性，不能单纯考虑产量问题，不能简单复制农业经验。中药材生产必须强调道地药材，需要优良的品种遗传，特定的生态环境条件和适宜的栽培加工技术。为了推动中药材生产现代化，我与我的团队承担了农业部现代农业产业技术体系"中药材产业技术体系"建设任务。结合国家中医药管理局建立的全国中药资源动态监测体系,致力于收集、整理中药材生产加工适宜技术。这些适宜技术限于信息沟通渠道闭塞,并未能得到很好的推广和应用。

本丛书在第四次全国中药资源普查试点工作的基础下,历时三年,从药用资源分布、栽培技术、特色适宜技术、药材质量、现代应用与研究五个方面系统收集、整理了近百个品种全国范围内二十年来的生产加工适宜技术。这些适宜技术多源于基层,简单实用、被老百姓广泛接受,且经过长期实践、能够充分利用土地或其他资源。一些适宜技术尤其适用于经济欠发达的偏远地区和生态脆弱区的中药材栽培,这些地方农民收入来源较少,适宜技术推广有助于该地区实现精准扶贫。一些适宜技术提供了中药材生产的机械化解决方案,或者解决珍稀濒危资源繁育问题,为中药资源绿色可持续发展提供技术支持。

本套丛书以品种分册,参与编写的作者均为第四次全国中药资源普查中各省中药原料质量监测和技术服务中心的主任或一线专家、具有丰富种植经验的中药农业专家。在编写过程中,专家们查阅大量文献资料结合普查及自身经验,几经会议讨论,数易其稿。书稿完成后,我们又组织药用植物专家、农学家对书中所涉及植物分类检索表、农业病虫害及用药等内容进行审核确定,最终形成《中药材生产加工适宜技术》系列丛书。

在此，感谢各承担单位和审稿专家严谨、认真的工作，使得本套丛书最终付梓。希望本套丛书的出版，能对正在进行中药农业生产的地区及从业人员，有一些切实的参考价值；对规范和建立统一的中药材种植、采收、加工及检验的质量标准有一点实际的推动。

2017年11月24日

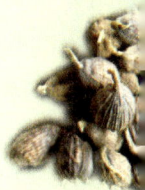

3

前　言

草果是重要的香料及药用植物，全株均有辛香气味，是烹调佐料中的佳品，被人们誉为食品调味中的"五香之一"。草果也是透骨搜风丸、益肾丸、开郁舒肝丸、宽胸利膈丸、洁白丸等中成药的配方之一。云南是我国草果的主产区，其种植面积和产量均占全国的95%以上。但是由于栽培种质类型混杂，良种缺乏；病虫害种类多，危害严重；受各种因素限制坐果，单产低下；后期加工工艺落后，品质受损；缺乏相关企业带动，附加值低，因此农户发展草果栽培的积极性较低，严重制约了草果种植业的可持续发展。

云南省农业科学院药用植物研究所及相关人员长期从事草果种植技术研究，开展草果种质资源收集和品质选育工作，承担云南省科技惠民及国家农开办相关草果项目，肩负怒江草果提质增效及独龙江种植业人才帮扶相应工作，据2017年6月云南省农业厅公布的数据，仅云南省怒江州2017年草果种植面积已达60万余亩。草果已成为怒江最具竞争力的品牌和名片，成为怒江峡谷自然气候的"生态果"，成为怒江少数民族脱贫致富的"致富果"。

本书的编委是一批长期从事草果种植技术研究的专家，他们都有着多年研究实践。本书从草果药材的生物学种分类鉴别着手，考证其历史沿革，叙述其生物学习性、生长发育规律；介绍其功能主治、药理药效、植物化学成分和鉴别；更着重叙述草果种植技术和产地初加工技术，并对市场动态及应用前景进行了简单分析，介绍草果种植技术的最新成果，所以本书是目前有关草果种植较为全面的种植技术书籍。随着我国生物医药产业的迅猛发展，跨越式发展中药材种植产业方兴未艾，适应生物医药产业的可持续发展趋势尤显，尤其是实施精准扶贫对中药材生产加工适宜技术的迫切需要，本书出版正当时宜。

特别感谢怒江州林业局木本油料研究所为本书提供的良种选育方面的部分资料及部分图片资料。本书的部分成果得益于农业综合开发省级科技示范推广项目、院州合作项目和院农业科技创新及成果转化专项，在此也一并感谢。

本书因编写人员水平有限，疏漏错误之处在所难免，希望读者给予批评指正。

编者

2017年10月

目　录

第1章

概　述

草果*Amomum tsaoko* crevost et Lemaire为姜科豆蔻属多年生常绿丛生草本植物。"草果"一名出自《宝庆本草折衷》，或名草果仁（《局方》《传信适用方》），草果子（《小儿卫生总微论方》），老蔻（《广西药用植物名录》），红草果（《中国植物志》），广西草果（《广西药用植物名录》），桂西草果（《中草药》）等。草果是药食两用作物，以草果成熟果实入药，具有燥湿健脾、除痰截疟的功能。主治脘腹胀满，反胃呕吐，食积疟疾等症。草果喜阴蔽、潮湿、温凉、土壤肥沃疏松的环境，是热带、亚热带湿热林下的经济作物。主要分布于国内云南、广西、贵州等地区及越南，云南是草果的主产区和道地产区。云南怒江自1978年引种，且经过长期自然选择，已形成性状比较稳定的地方品种，到2016年，全州草果种植面积达60万亩，草果已成为怒江最具竞争力的品牌和名片。草果已成为怒江峡谷自然气候的"生态果"，成为怒江少数民族脱贫致富的"致富果"。

第2章

草果药用资源概况

一、形态特质及分类检索

草果为姜科植物草果的干燥成熟果实。

（一）形态特征

1. 形态特征描述

多年生草本，茎丛生，高达3m，全株有辛香气，地下部分略似生姜。叶片长椭圆形或长圆形，长40～70cm，宽10～20cm，顶端渐尖，基部渐狭，边缘干膜质，两面光滑无毛，无柄或具短柄，叶舌全缘，顶端钝圆，长0.8～1.2cm（图2-1）。穗状花序不分枝，长13～18cm，宽约5cm，每花序有花5～30朵；总花梗长10cm或更长，被密集的鳞片，鳞片长圆形或长椭圆形，长5.5～7cm，宽2.3～3.5cm，顶端圆形，革质，干后褐色；苞片披针形，长约4cm，宽0.6cm，顶端渐尖；小苞片管状，长3cm，宽0.7cm，一侧裂至中部，顶端2～3齿裂，萼管约与小苞片等长，顶端具钝三齿；花冠红色，管长2.5cm，裂片长圆形，长约2cm，宽约0.4cm；唇瓣椭圆形，长约2.7cm，宽1.4cm，顶端微齿裂；花药长1.3cm，药隔附属体3裂，长4mm，宽11mm，中间裂片四方形，两

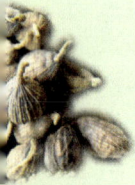

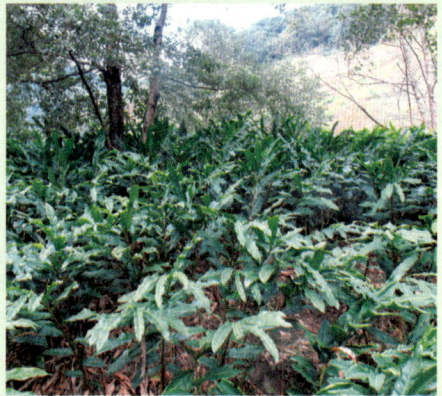

图2-1 草果植株

侧裂片稍狭（图2-2）。蒴果密生，熟时红色，干后褐色，不开裂，长圆形或长椭圆形，长2.5～4.5cm，宽约2cm，无毛，顶端具宿存花柱残迹，干后具皱缩的纵线条，果梗长2～5mm，基部常具宿存苞片，种子多角形，直径4～6mm，有浓郁香味（图2-3）。花期4～6月；果期9～12月。

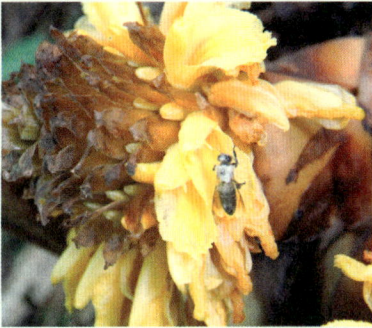

图2-2　草果开花授粉

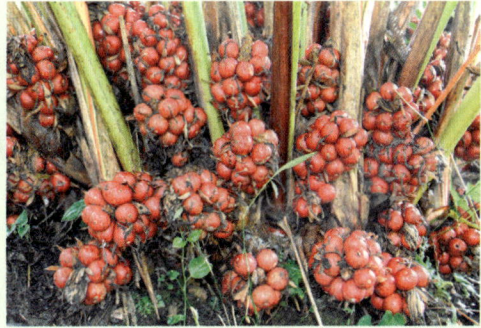

图2-3　草果结果

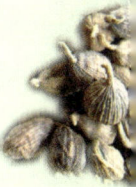

2. 植物学形态描述

草果全株由根、根状茎、直立茎、叶、花、果实和种子七个部分组成。

（1）根　根系分为支撑根（其实为根状茎）和营养根。支撑根即为主茎下部肥大似姜，粗壮有节的横走根状茎。营养根是生长在支撑根两侧和顶端较细的粉红色须根，入土10～30cm，能生长到1～2m长，起吸收养分和水分的作用。

（2）茎　茎分直立茎和根状茎。直立茎由横走根茎上的叶芽生出，丛生状，高达2.5～4m，深绿色，基部带有紫红色，圆柱形有节，直立或随坡势生长，一般有叶片12～16片。根状茎在地下匍匐延伸，又称匍匐茎，由直立茎基部膨大处和根状茎节间向两侧对称生出新的匍匐茎，起支撑和储蓄养分的作用。根状茎生长到一定的程度便会向上抽出新芽，次年长成新的植株（直立茎）。根状茎上鳞片内的潜伏芽可萌发出花芽和叶芽，即萌发出花芽可长成花穗，萌发出叶芽则长成直立茎。

（3）叶　叶2列，具短柄或无柄。叶片长椭圆形或狭长圆形，长约55cm，宽达20cm，末端渐尖，基部渐狭，全缘、叶两面均光滑无毛。叶鞘开放，包茎。

（4）花　穗状花序，从根茎生出，呈球形，每穗有花60～120朵。花两性，螺旋状排列在花穗轴上，小花外有紫红色苞片，层层包住，故未开放的花穗外观为紫红色。开放时，自下而上地以顺时针方向螺旋状上升逐渐开花，先开的花到时先谢。

（5）果实　果实是属于不开裂额果，果实富含纤维，干后质地坚硬，果形呈纺锤形、卵圆形或近球形，螺旋式地密生于一个穗轴上。每穗有果15～60个，每个果长2.5～4cm，直径1.4～2cm，基部有短果柄，幼果鲜红色，成熟时为紫红色，烘烤以后呈棕褐色，不开裂，带韧性而坚硬，有比较整齐的直纹纤维。

（6）种子　每个草果的果实内有20～66粒籽种。种子为多角形，长0.4～0.7cm，宽0.3～0.5cm，每个种子颗粒被一层白色海绵状薄膜所包住。种仁白色，有浓郁的清香辛辣味。平均千粒重为120～140g，每千克鲜籽种有6000～7000粒。

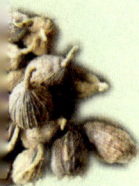

（二）分类检索

草果为豆蔻属多年生草本，根茎延长而匍匐状，茎基部略膨大成球形。具叶的茎和花葶通常各自长出。叶片长圆状披针形、长圆形或线形，叶舌不裂或顶端开裂，具长鞘。穗状花序，稀为总状花序由根茎抽出，生于常密生覆瓦状鳞片的花葶上；苞片覆瓦状排列，膜质、纸质或革质，内有少花或多花；小苞片常为管状；花萼圆筒状，常一侧深裂，顶端具3齿；花冠管圆筒形，常与花萼管等长或稍短，裂片长圆形或线状长圆形，后方的一片直立，常较两侧的为宽，顶端兜状或钻状；唇瓣形状种种；侧生退化雄蕊较短，钻状或线形；雄蕊及花丝一般长而宽，药室平行，基部叉开，常密生短毛；药隔附属体延长，全缘或2～3裂；蜜腺2枚，锥形，圆柱形或线形；子房3室，胚珠多数，多角形，二列；花柱丝状，柱头小，常为漏斗状，顶端常有缘毛。蒴果不裂或不规则地开裂，果皮光滑，具翅或柔刺；种子有辛香味，多角形或椭圆形，基部为假种皮所包藏，假种皮膜质或肉质，顶端撕裂状。草果有150余种，分布于亚洲、大洋洲的热带地区。我国有24种，2变种，产于福建、广东、广西、贵州、云南、西藏等省区，本属植物大多可作药用或香料，能祛风止痛、健胃消食。

豆蔻属下级分为豆蔻亚属*Subgen. amomum*和草果亚属*Subgen. lobulatae*（K. Schum.）H. T. Tsai，草果为草果亚属，其中草果亚属分类检索表的内容介绍如下。

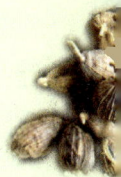

1 药隔附属体2～3裂〔1.草果亚属*Subgen. lobulatae*（K. Schum.）H. T. Tsai & P. S. Chen〕。

2 叶两面被毛或仅叶背被毛。

3 叶背被平贴、黄色绢毛；花白色，较大，唇瓣长约3.5cm；果皮无毛刺 …………………………………………………………**1.长柄豆蔻*A. longipetiolatum* Merr.**

3 叶两面被毛；花较小，唇瓣长约1.8cm；果皮疏被毛刺。

4 总花梗长13～22cm，花冠淡红色，唇瓣圆匙型，长1.8cm，宽1.5cm，侧生退化雄蕊顶端不裂，果卵状球形，成熟时暗紫色………………………………………………………………**2.细砂仁*A. microcarpum* C. F. Liang & D. Fang**

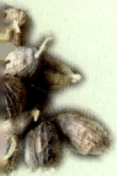

4 总花梗长3cm，花冠黄红色，唇瓣圆形，直径1.8cm，侧生退化雄蕊顶端2裂；果近球形，成熟时橙红色 …………………………………………………………………………………**3.红壳砂仁*A. aurantiacum* H. T. Tsai & S. W. Zhao**

2 叶两面均无毛。

5 果皮平滑或具纵条纹，但无翅或刺（长花豆蔻、红花砂仁的果未见，暂列入此项）。

6 叶片披针形、线状或卵状披针形或卵形。

7 花小，唇瓣长不逾1cm，蒴果卵形，稀为长圆状椭圆形，长2～2.5cm，宽1～1.5cm；总花梗果实长30～35cm………………………………………………………………**4.野草果*A. koenigii* J. F. Gmelin**

7　花较大，唇瓣长1.5cm以上；蒴果近球形，直径1.2～1.7cm；总花梗果实较上述为短，长不逾10cm。

8　叶无柄或近无柄；苞片三角形或卵状长圆形；唇瓣椭圆形，长1.5～1.8cm。

9　株高3m，叶揉之无松节油气味；叶鞘口及叶舌密被长粗毛；苞片大，长3.5～4cm ····················· **5.白豆蔻*A. kravanh* Pierre ex Gagnep.**

9　株高1～1.5m，叶揉之无松节油气味；叶鞘口无毛；叶舌仅边缘疏被缘毛；苞片小，长2～2.5cm

················· **6.爪呱白豆蔻*A. compactum* Soland ex Maton.**

8　叶具明显的柄，长达3cm；苞片披针形；唇瓣倒卵形，长2.8～3.2cm ·····

················· **7.德保豆蔻*A. tuberculatum* D. Fang**

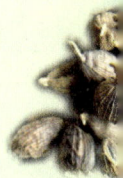

6　叶片长椭圆形、长圆形或倒卵形。

10　叶舌无毛；花冠红火紫红色，唇瓣椭圆形。

11　叶舌全缘，长0.8～1.2cm；唇瓣长2.7cm ··················

················· **8.草果*A. tsao-ko* Crevost & Lemarie**

11　叶舌2裂，长5～8mm；唇瓣3.2cm ··················

················· **9.红花砂仁*A. scarlatinum* H. T. Tsai & P. S. Chen**

10　叶舌被短柔毛；花冠白色，唇瓣倒卵形 ··················

················· **10.长花豆蔻*A. dolichanthum* D. Fang**

5 果皮具9条波状翅或柔刺。

  12 果皮具9条波状翅；叶片长圆形至倒披针形，宽10～21cm⋯⋯⋯⋯

⋯⋯⋯⋯⋯⋯⋯⋯⋯⋯⋯⋯⋯ **11.腐花豆蔻*A. putrescena* D. Fang**

  12 果皮密生柔刺；叶片披针形，宽3～7cm。

    13 叶舌长2～4.5cm ⋯⋯⋯⋯⋯⋯ **12.海南砂仁*A. longiligulare* T. L. Wu**

    13 叶舌长3～5mm ⋯⋯⋯⋯⋯⋯⋯ **13.砂仁*A. villosum* Lour.**

1 药隔附属体全缘（2豆蔻亚属*Subgen. amomun*）

  14 叶背被毛。

  15 果无翅，具棱或纵线条。

    18 叶背被紧贴的银色绢毛，叶柄长4～11cm，蒴果倒圆锥形或

    倒卵圆形，长2.5cm，宽1.5～2cm，具3～5棱⋯⋯⋯⋯⋯⋯

⋯⋯⋯⋯⋯⋯⋯⋯⋯⋯ **14.银叶砂仁*A. sericeum* Roxb.**

    18 叶背主脉两侧密贴伏的短柔毛，几无柄；蒴果扁球形或近球

    形，直径1～2cm，有12条纵线条或有时不明显，表面常有疏

    短毛和小凸起 ⋯⋯⋯⋯⋯⋯⋯⋯⋯⋯⋯⋯⋯

⋯⋯⋯⋯⋯ **15.广西豆蔻*A. Kwangsiense* D. Fang & X. X. Chen**

  15 果皮具9翅。

    16 穗状花序近圆球形；果梗长7～20mm；上部叶的叶柄长0.5～

    3cm。

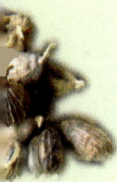

17　叶背被白绿色柔毛；果卵形，熟时三裂，果梗长7～10mm ……………

………………………………………… **16.九翅豆蔻*A. maximum* Roxb.**

17　叶背被淡褐色绒毛；果椭圆形，熟时不裂，果梗长1～2cm ……………

………………………………………… **17.长果砂仁*A. dealbatum* Roxb**

16　穗状花序呈圆锥花序状；果梗长不愈5mm；上部叶的叶柄长16cm …………

………………………………… **18.蒙自砂仁*A. mengtzense* H.T.Tsai & P. S. Chen**

14　叶两面无毛。

19　果具纵线条或波状翅。

20　蒴果具三钝棱及纵线条；花序硕大，长9～15cm………………………

…………………………**19.红草果*A. hongtsaoko* C. F. Liang & D. Fang**

20　蒴果具9条以上波状翅；花序较小，长和宽约4～5cm。

21　叶舌长约3～4mm；小苞片及花萼裂片顶端钻状；蒴果具10余条

波状狭翅 ………………………… **20.香豆蔻*A. subulatum* Roxb.**

21　叶舌长1.5～3cm；小苞片及花萼裂片顶端不呈钻状；蒴果具9翅，

翅上有疏齿 ………………………**21.波翅豆蔻*A. odontocaepum* D. Fang**

19　果具疣刺。

22　总花梗长30cm以上；果皮上的刺尖细而弯曲；叶中脉未达顶部

即变细而不明显 ……… **22.长序砂仁*A. thyrsoideum* Gagnep.**

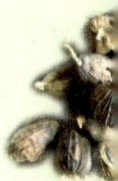

23　果较大，宽2.3～2.5cm，果皮上的刺长3～6mm ……………………

…………………………………………… **23.疣果豆蔻*A. muricarpum* Elm.**

23　果较小，宽1.5cm，果皮上的刺长2～3mm …………………………

………………………… **24.海南假砂仁*A.chinense* Chun ex T.L.Wu**

二、生物学特性

（一）生长发育

草果一般育苗2年，从移栽到林下的第3年开始开花挂果，第7年进入盛果期，单株产量达到最高，之后可连续挂果20余年，有的长达几十年。花期4～5月，果期8～9月。

（二）生态习性

1. 海拔

草果一般生长在海拔800～1900m的北热带、南亚热带中低山区，但以海拔1300～1700m最优，主要生长在常绿阔叶林或常绿落叶混交林下。

2. 土壤

肥沃湿润的土壤是草果高产稳产的优良条件，腐殖质丰富、土层深厚、排水良好、pH4.5～6.5的酸性、微酸性沙质红壤或黄壤最适合草果生长。

3. 温度

草果怕炎热、避严寒、忌霜冻，生长地区年平均气温要求在16～22℃，其中以年平均气温17～19℃、温暖阴凉、冬季雾多湿度大的山区最为适宜。花期适宜温度为12～24℃，花期温度过高或过低都不利于草果结实。

4. 湿度

草果喜湿怕旱，要求土壤含水量达到40%，花期空气湿度以75%为宜，而生长旺盛的6～8月则要求85%左右的相对湿度。草果种植区年降雨量为1200～1600mm，云南降雨主要集中每年的6～9月，4月底以前大多高温低湿，不利于开花结实。气象资料对草果产量的调查研究表明：2010～2013年的云南大旱和2016年持续降雨造成产区草果产量下降。

5. 光照

草果为半阴生植物，怕强光直射，喜散射光，植株正常生长发育的光照强度要求在1000～10000Lx之间，以4000～8000Lx最为适宜，相应的荫蔽度为50%～60%，而幼龄果园对荫蔽度的要求则以60%～70%为宜。

（三）一般生物学习性

1. 分株习性

草果植株具有以老株分化来代替和发展自己的分株习性：当环境资源不足时，如荫蔽度过大或土壤肥力不足，老株就减少笋的分化数量而增加笋的根状

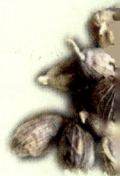

茎的节数和节间长度，来寻求新的生境和资源。在这种情况下，同一蓬植株的株距较大，丛径也较宽，出现散蓬现象，导致产量下降。因此应采取有效措施，改善环境资源状况，如调整荫蔽度、施肥、清除老株和杂草、合理密植等。分株习性对调节种群密度，协调植株间相互关系有着重要作用，使种群对密度具有较强的自我调节能力；密度过大时，种群减少笋的分化数量，使密度下降；反之，密度小时，笋的数量增多，使密度增大。

2. 种子萌发特征

在生产上，草果以种子繁殖为主，而种子采收后不能干燥贮藏，这是因为种子干燥脱水后容易失去活力。

采用氯化三苯基四唑染色法对草果种子生活力进行检测，结果表明：草果种子生活力达93.0%±1.7%，说明草果新采收种子具有很高的萌发潜力。

（1）温度和光照对种子萌发的影响 而直播的草果种子发芽缓慢，萌发率低，出苗不整齐。其种子休眠的原因有多种，有胚休眠、种皮的障碍和抑制物质的存在等。

通过温度和光照试验得知：新鲜草果种子仅在25℃、15℃/25℃和20℃/30℃下萌发，且在25℃、15℃/25℃下的萌发率极低，在20℃/30℃变温条件下萌发率较高，为31.0%（图2-4）。交替光照条件下草果的种子萌发率虽高于全暗条件下的种子萌发率，但方差分析结果表明，两者之间差异不显著，说明草果种子为光不敏感型种子。草果种子生活力显著高于萌发率，说明种子具有显著的休眠现象。

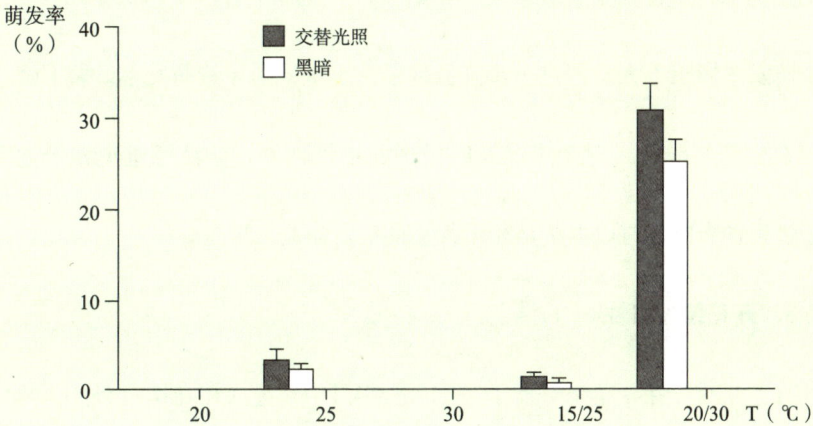

图2-4　不同温度和光照条件下草果种子的萌发率

（2）层积处理对草果种子萌发的影响　层积处理是休眠性种子常用的破除休眠的方法之一。层积处理可以增加种皮透性，加速种子内部的新陈代谢，促进赤霉素和细胞分裂素等激素合成，降解或转化脱落酸等抑制激素，从而促进种子萌发。通过实验发现，恒温层积和变温层积均能不同程度地解除草果种子休眠。其中，15℃暖温层积处理效果最佳，暖温层积90天后种子萌发率高达82.0%。雷恩等研究表明，使用H_2SO_4、GA3和NaOH对草果种子进行浸种，能够一定程度上提高草果种子萌发率，但处理后种子萌发率最高仅为58.4%。层积处理能够更好地解除草果种子休眠，可能与层积处理增加了草果种皮透性的同时，改变了内源激素含量有关。

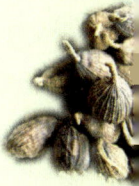

（3）种子含水量对种子萌发的影响 草果种子不耐干藏，生产上常采用现采现播的方式。若采回的种子不能及时播种，则用湿沙进行拌种贮藏。有研究发现，草果种子含水量显著影响种子萌发率。当种子含水量降低至15%时，对种子萌发率影响不大，但进一步降低种子含水量，则导致萌发率显著下降。因此，在生产实践中，对于不能及时播种的草果种子，应注意避免种子过度脱水，进行种子保存时以大于15%含水量的种子为佳。

3. 开花结实习性

（1）开花习性 草果一般于3月下旬至4月中旬进入初花期，4月下旬至5月中旬为盛花期，5月中旬至6月下旬为末花期。同一果园内，南坡花期比北坡早10～15天；荫蔽度低的果园花期较荫蔽度高的果园早。在相同环境条件下，各蓬间花期差别也很大，有的可相差20～30天，这表明开花的迟早与遗传因素密切相关。一丛草果的开花期可持续约40天，同一花序的花自下而上逐渐开放，可持续20～25天，每天开3～5朵，每个花序有花50～80朵。同一丛草果，其整个花期的日开花数呈现两个突出的高峰和一个平缓的小峰，开花后第5～10天出现第一个高峰，第15～30天出现第二个峰，第30～45天为一平缓小峰，与此相对应的是其初花期、盛花期和末花期。同样，进入开花状态的花序日增数呈现一个高峰区和两个平缓区，可拟合一个正态分布曲线。同一果园，各蓬草果逐渐进入花期，其日开花数形成一个正态分布图，花期可持续80～90天。由于盛花期的日开花数多，占总花数的50%以上，所以在盛花期的短期不良环境条件会对结实造成极大的影响。

（2）结实与落花落果　草果花在授粉后5～10天，子房开始膨大，20～30天处于快速增大的时期，在此时期内果实的纵径与横径迅速增长，50天后则增长减缓，果实渐趋定型，整个增长曲线呈"S"形。从授粉到果实定型约需60天，而至果实成熟则需约120天。幼果淡黄色，逐渐变成浅红色、红色，果实定型时多变为紫红色，也有过渡的中间颜色。草果落花落果的现象很严重，蓬间差异很大，同一蓬草果的不同花序间差异也很大。蓬间差异主要是由于开花期的迟早、柱头形态及其生理状况的不同造成的，即由于遗传素质的不同造成；而后者则是由花序开花的先后与植株营养供给能力导致的。落花落果率的高低很大程度上取决于柱头接受花粉量的多寡与授粉时环境条件的好坏。开花早的花序由于处于旱季，落花率最高，大多在85%～95%，有的为100%。一般情况下，雨季落花率在40%～60%，落果率为15%～20%。随着幼果纵横径的增大，落果率明显降低。

（3）影响因子　草果落花落果的现象很严重，蓬间和蓬内不同花序间差异也很大。蓬间差异主要是由遗传素质的不同造成；后者则是由花序开花的先后与植株营养供给能力导致的。结实率的高低很大程度上取决于柱头接受花粉的难易和接受花粉量的多寡及授粉时环境条件的好坏。

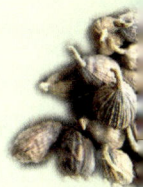

（4）技术措施　影响草果结实率的生态因子主要是光、温度、湿度、传粉昆虫和土壤肥力，它们同时影响着草果植株的生长发育与结实，彼此相关又相互制约。因此，种植者应充分合理地运用和协调这些因素，采取可行的方法解决果园中出现的矛盾。

①熊蜂作为草果的传粉昆虫，多分布于山区森林中，应加以保护，创造适合其生活的环境。

②林下生长的草果，光照往往成为营养生长的限制因子，应采取修枝等可行措施，保证阴蔽度在50%～60%。年积温较高的果园，可适当增加阴蔽度以推迟花期，减少旱季开花数量。

③阴蔽度适中或较小时，单位面积的植株数较多，只用不养的果园，土壤肥力下降，植株出现散蓬现象，产量出现大小年，应适时施肥。

④森林对林下温度、湿度虽有调节作用，但总体上是由大气候控制的。旱季开花的果园若条件允许，可进行人工喷水，以增湿降温，人为创造有利于开花的生态环境。

4. "反山"习性

因为草果是喜阴植物，长期生长在林下，其树体的不同方向对光的反应就有一定的差异。采用分株苗进行栽培时，应尽量注意保持植株原来的生长方位（最好在挖取时标注好方位）。如果改变了这一生态习性，往往会推迟结果，即通常说的"反山"习性。

（四）植株和花的二型性

草果每朵花相互间在形态特征上没有什么本质区别，但非常特别的是，与自然界绝大多数植物种类不同，草果的花分为OOU花和OND花两种，而这两种花分别产生于不同的植株，因此植株也随之分为OOU植株和OND植株两种。

（五）传粉生物学特性

由于草果具有OOU、OND花和植株的二型性（OOU花是在上午时花开放、花药也开放，且柱头向上，即"开、开、上"；而OND花则是在上午花开放时，花药不开放，且柱头向下，即"开、未开、下"），因此，表现出高度的异花传粉，有极高的异交频率，保持高度杂合状态，两种花只能互为传粉：上午由OOU植株为OND植株提供花粉，下午则由OND植株为OOU植株提供花粉。传粉昆虫也成为两类植株间异花传粉的重要媒介，传粉昆虫的种类、形态、行为及其数量是决定草果能否结实和结实率高低的先决条件之一。熊蜂是草果的专性传粉昆虫，花期熊蜂的种类、数量对结实有很大影响，而其他传粉昆虫如蚂蚁、蜜蜂等对草果传粉不起作用或作用甚微。熊蜂多分布于山区森林中，须切实加以保护，并尽可能创造适合其生活的生态环境。

（六）花粉活性

草果花中仅有一枚雄蕊正常可育，其他均变成退化雄蕊，无花丝与花

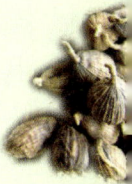

药的分化，但具有分泌花蜜的功能。花粉在10×10^{-6}硼酸水溶液培养基中，19%～20%条件下，90min左右可萌发，萌发率达94.08%，故其是花粉萌发较理想的培养基。因此提出，草果开花前及开花期可酌情喷适量浓度的硼酸或硼砂水溶液，以防花而不实，提高草果结实率。草果花粉属3–细胞型的花粉，其花粉萌发率与贮存时间和温湿度有关，在湿度82%、温度20%条件下贮存，3h后萌发率开始下降，12h后即下降到零；而在过饱和湿度（100%）条件下于20%贮存时，10h之内仍保持相当高的萌发率，24h后才突然下降；即在湿度低的环境条件下，花粉的生活时间是短暂的。也就是说，其生存较弱，不耐低湿环境，易受环境因子的影响。开花早的花序由于处于旱季，落花率最高，大多在85%～95%，有的为100%。

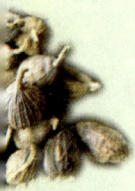

三、地理分布

（一）产区分布

草果生长在亚热带多雨森林地带，主要分布在我国云南、广西和贵州三省局部地区，以及越南、老挝北部的部分地区。在云南主产于南部、东南部和西南部。

（二）种植变迁

我国栽培草果有悠久历史，根据《开化府志》记载：草果由瑶族同胞从越南引种于滇南和滇东南地区，已有300～400年历史。历年来由于国内生产满足不了需求，每年都需从东南亚国家进口；因此草果被国家中医药管理局推荐为近年来需要发展的63种紧缺中药材之一。据明建鸿等调查，随着农村各项经济政策的逐步落实，中药材市场的放开，社会需求量的急剧增长，草果产业已快速发展起来，种植地区开始由云南的东南部和南部迅速扩展到西南部和中部，并进一步扩大到广西、贵州、四川等省区。特别是云南，在过去的20余年间，经过20世纪80年代中后期和2000年以后，尤其是2000年以后，包括迄今尚在持续的两次大规模快速发展，云南草果主产区由原来的文山州的马关县、西畴和麻栗坡县，红河州的屏边县、金平县、绿春县和元阳县，逐步发展到保山地区的腾冲县，德宏州的陇川县、盈江县，普洱地区的澜沧县，以及玉溪市的新平县，怒江州的泸水县、福贡县、贡山县，西双版纳州的勐海县、勐腊县、景洪市，临沧地区的耿马县、云县等地。因其种植历史悠久，种植农户多，在国民经济中的贡献突出，2001年马关县被国家农业部授予"中国草果之乡"称号，红河州的金平县也因面积较大，草果质量较好，被称为"草果之乡"。

（三）种植规模

据今年市场调查看，市场上92%的产品均来自云南，云南草果种植，主要分布于怒江、红河、文山、德宏、保山、思茅、临沧等地州的31个县。

自2007～2016年期间，有课题组对云南省20余个县市草果的野生和栽培资

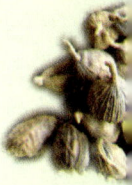

源情况进行了调查，重点对云南草果种植较为丰富的怒江州、红河州、文山州进行了调查，同时对德宏州、保山市、临沧市等也进行了走访及实地调查，掌握了草果在全国的主要分布区域和资源状况。草果主要分布于怒江、保山、德宏、临沧、红河、文山等地海拔700～2000m，年均气温较高，空气湿度大的沿江或沿河地区，主要种植情况如表2-1所示。

表2-1 云南草果种植情况

调查地区		分布情况	栽培年限	栽培面积		存在的问题	种源
				以前（亩）	到2009年止（万亩）		
怒江州	贡山县	全县均有种植	30余年	24	7	病虫害（严重）	老挝、越南
	福贡县	全县均有种植	30余年	17	3.5	病虫害（严重）	老挝、越南
	泸水县	全县均有种植	30余年	12	5.3	病虫害（严重）	老挝、越南
红河州	金平县	全县均有种植	400余年	3400	10.1	雨水较多，病害	越南、野生驯化
	绿春县	全县均有种植	100余年	200	10	雨水较多，病害	越南、野生驯化
	元阳县	全县均有种植	100余年	200	7.5	雨水较多，病害	越南、野生驯化
	屏边县	白云、和平等6个乡镇	100余年	100	4	雨水较多，病害	越南、野生驯化
	其他县	红河、建水等	100余年	100	3	雨水较多，病害	越南、野生驯化

调查地区	分布情况	栽培年限	栽培面积		存在的问题	种源
			以前（亩）	到2009年止（万亩）		
文山州	马关县　蓖厂、古林箐等	200余年	2000	9.1	品种老化、管理粗放	越南、野生驯化
	麻栗坡县　下金厂等	100余年	100	3	品种老化、管理粗放	越南、野生驯化
	西畴县　柏林、新街等	60余年	50	3	品种老化、管理粗放	越南、野生驯化
	文山县　平坝等	30余年	—	1.5	管理粗放	越南、野生驯化
保山市	龙陵县　全县均有种植	20余年	30	2.4	管理粗放	越南
	腾冲县　北海、候桥等	37年	50	6.1	管理粗放	越南
	其他			0.5	管理粗放	—
德宏州	盈江县　全县均有种植	30余年		6	管理粗放	越南
	陇川县　全县均有种植	30余年		2.7	管理粗放	越南
	其他县　梁河等	30余年		0.5	管理粗放	越南
其他	新平、临沧、景东、西双版纳等			10	管理粗放	越南、老挝、泰国

　　据2016年数据统计，全省草果种植面积为344万亩，占全国种植面积95%以上，其中滇西片区种植面积128万亩：怒江州42万亩、保山34万亩、德宏32

万亩、临沧20万亩；滇东片区种植面积160万亩：红河104万亩、文山56万亩；

滇南片区种植面积56万亩：西双版纳31万亩、普洱25万亩。

四、良种选育

在云南金平县共有4种不同类型的草果栽培种，分别是"圆红辛辣香""圆黄苹果香""椭红辛辣香"和"梭红辛辣香"，其中"椭红辛辣香"草果果穗的每穗小果数、结实率和小果内含种子数均表现较高，具有较高的单株产量优势。研究指出，草果果实和种子数量性状在居群内和居群间都表现出较为丰富的多态性，种子胚珠受精率与花序结实率呈一定的正相关关系，且在不同居群间存在一定的差异。小果的重量主要取决于内含的种子数量，即小果内含种子数越多，单个小果就越重，单株产量也越高。果穗上小果的重量、种子数量的变化均按果实发育顺序呈峰状分布，而与发育顺序没有太大关系。

五、生态适宜分布区域与适宜种植区域

草果喜温暖而阴凉的山区气候环境。一怕霜冻，以年平均气温18～20℃为适宜，在绝对低温为1℃时，不出现冻害现象；二怕干旱，首先开花期在4～5月，相对湿度要求在80%左右。开花期要求雨量充沛、空气湿度较高；但若雨

量过多，会造成烂花不结果；若开花季节遇上天旱，花多数干枯而不能坐果。

三怕热，草果是阴生植物，不耐强烈日光照射，喜有树木庇阴的环境，一般郁

闭度50%～60%为宜。

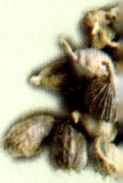

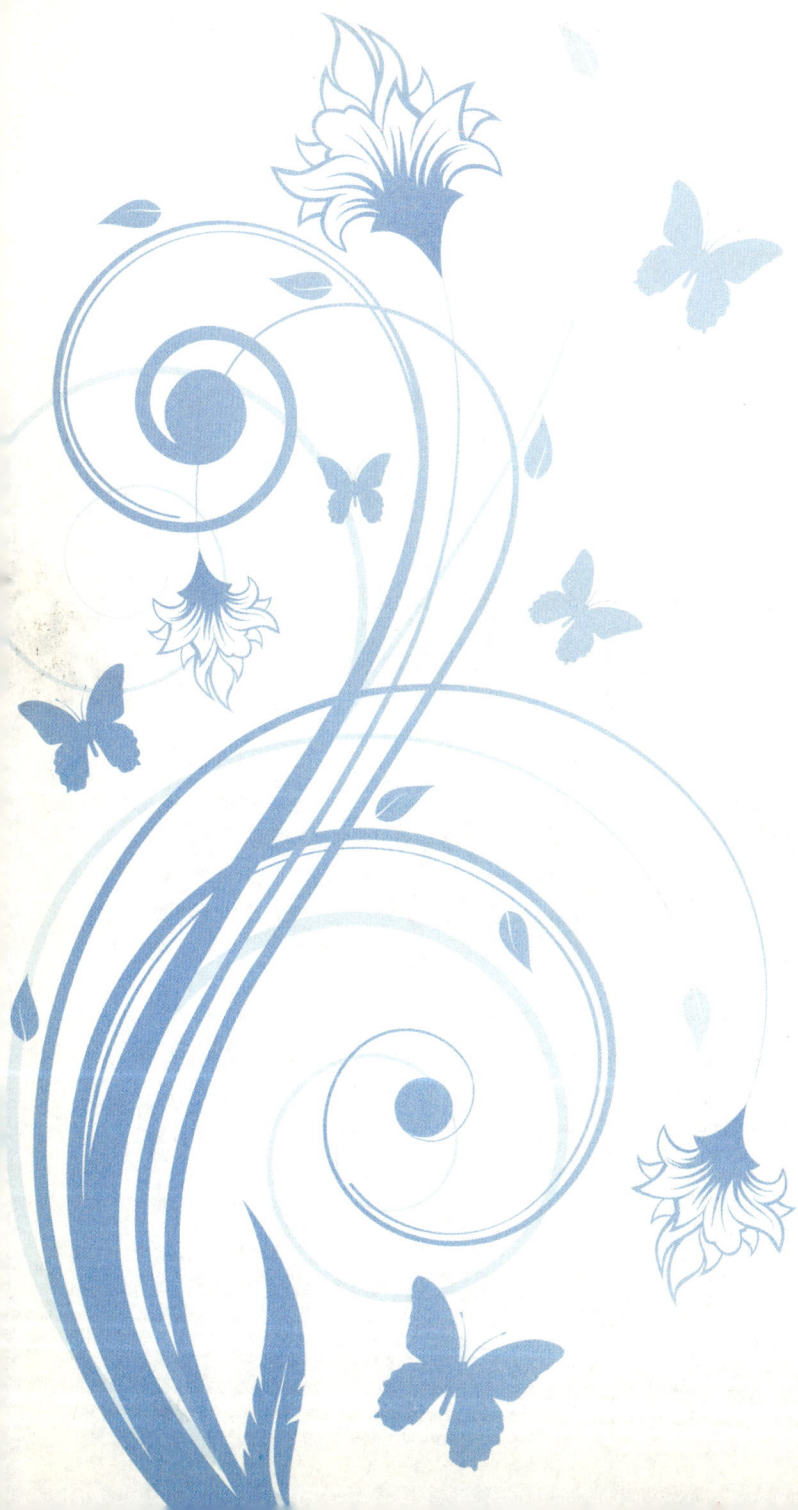

第3章

草果栽培技术

一、种子种苗繁育

（一）繁殖方式

草果种苗繁殖方式有种子繁育、分株繁殖和组织培养快繁三种方式。

目前，种子繁育是种苗繁育的主要方式，实生种子苗可以在苗圃里培育得更壮实，且植株较小，对水肥的消耗比较少，需要的阴蔽条件也更容易满足，更容易成活。

分株繁殖在草果园的建植中，很少采用非生殖株假植的苗。只有在老草果园的改造和管理中小面积应用，这主要是种苗数量有限，很难大规模繁育；另一方面是种植后结果年限较短，很难发挥品种优势。

组织培养快繁仍处在试验阶段，有部分不定芽出现玻璃化现象，同时也出现了各种变异，如叶失绿、整株黄化死亡等。其变异现象还需进一步的研究。此外，诱导和增殖培养过程中，部分培养基产生褐化现象，由于褐化现象有可能导致培养物的组织死亡，从而影响培养物的生长发育，甚至可能导致培养物整体死亡。如何防止培养物褐化也有待进一步深入研究。

（二）繁殖材料

种子繁育主要选择近球形或纺锤形的果粒，以个大、粒多、产量高的为采种植株，选择株形紧凑、无病害、结果多的植株上的果穗，弃两头，留中间，并保证有较好的成熟度。

分株繁殖以生长粗壮，根茎上根多，无病虫害的植株作种苗。

组织培养快繁取草果侧芽为外植体。

（三）繁殖技术

1. 种子繁育技术

（1）选地及整地　选择交通便利，排灌方便，土层深厚的轮耕地作为育苗基地，整地为每年8～10月，翻土15cm以上，经暴晒后，用多菌灵和杀虫剂进行土壤消毒，将土垡充分细碎，并以腐熟的有机肥作为底肥充分拌匀，理成高20～25cm，宽1～1.3cm的墒面（图3-1）。沟宽30～50cm。根据播种面积搭建长×宽×高为4m×4m×2m的遮阴蓬，使透光率在30%～40%。

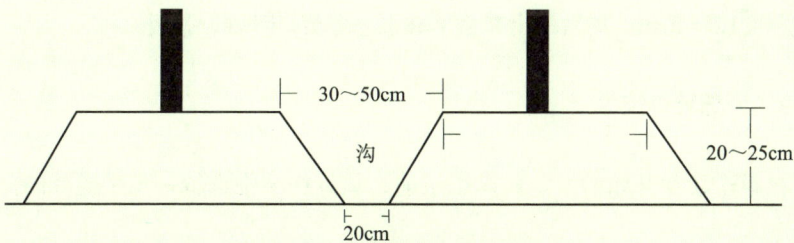

图3-1　育苗墒面示意图

（2）采种选种　于8～10月果实成熟果皮呈紫红色时采收，选种包括株选、穗选和粒选，即选择卵圆形或纺锤形的品种，以个大、粒多、产量高的为采种植株；选择株形紧凑、无病害、结果多的植株上的果穗；弃两头，留中间的果粒；要求及时采种、及时处理、及时播种。

（3）种子处理　先将果皮剥掉，并将成熟种子包于纱布中轻轻搓揉，使种子与果肉分离，清水洗净，并浸泡于200mg/L赤霉素液24h，捞出后将水分晾干。将种子与湿沙按1∶5的比例拌匀，再拌入种子量的1%的多菌灵可湿性粉剂，拌匀后置于室内15～20天进行催芽处理，温度保持在18～22℃，保持湿度在30%～40%之间。

（4）播种时间　随采随播，春秋均可，以秋播较好，春播要在气温回升到18℃以上时进行，秋播月平均气温在18～20℃以上。1个月时间后，种子大量发芽出土，播后40～50天发芽率可达80%以上，12月至翌年2月发芽率可达90%以上。

（5）播种方法　播种时在畦上以行距15～20cm开沟，按株距约6cm放种，播种深度1.5～2cm，播后覆土并盖草淋水，育苗1年后即可定植。

2. 分株繁育技术

在春季新芽开始萌发、尚未出土前，从母株丛中选取一年生健壮的分株，剪去下部叶片，留上部叶片2～3片，以减少水分蒸发。将带芽根茎挖起，截取长7～10cm的一段，截断后栽植。按株行距1.3m×1.7m开穴，植穴规格为50cm×50cm×40cm，每穴栽1丛，覆土压实，淋足定根水。

3. 组织培养快繁技术

（1）外植体消毒　切取长约1cm的茎尖，用自来水冲洗30min；在超净工作台上用HgCl₂（0.1%）消毒处理10～15min，再用无菌水冲洗3～5次。

（2）培养基选择和培育条件　根据不同需要以改良MS培养基为基本培养基，附加3%蔗糖、0.65%卡拉胶，pH调至5.8～6.2，按不同的目的添加不同种类、不同浓度的激素配成不定芽诱导分化、不定芽增殖分化和生根培养基。

培养温度为（25±1）℃，不定芽诱导分化光照度1500～2000lx，生根光照强度为2000～3000lx，光照时间为8～10小时/天。

（3）不定芽诱导分化　经过预处理的茎尖转入不定芽诱导分化培养基，培育30天后转移到不同的培养基进行培育。

（4）不定芽增殖分化　经过诱导培养基诱导培育出的芽，转接增殖培养基上诱导增殖，培养30天左右。

（5）生根壮苗培养　待诱导增殖的芽长至2～3cm，切下丛生芽，转接生根培养基上进行生根壮苗诱导。

（6）炼苗移栽　生根培养后，先将玻璃瓶移到室外阴棚下培养3～5天。再将瓶盖打开继续培养3～4天，然后将试管苗取出用自来水冲洗掉附在叶片和根部的培养基，晾干。把生根苗种入由已腐熟的椰子壳、细砂按体积计以3∶1的比例配制成的基质上，注意遮光，空气湿度保持在80%左右。经1～2个月的管理，即可定植。

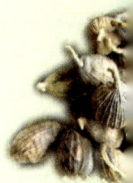

（四）种子种苗的检验及等级

1. 种子的检验及等级

种子千粒重是体现种子大小与饱满程度的一项指标，是检验种子质量和作物考种的内容，也是田间预测产量时的重要依据。草果种子千粒重受植株遗传因素的影响，种子千粒重大的植株，其种子饱满、产量高，草果种子千粒重大于80g可以考虑作为提高草果产量的优良种源。

2. 种苗的检验及等级

一般育苗时间1～2年，幼苗达到30～50cm无病害、植株健壮的种苗可以作为优良种苗。

二、栽培技术

（一）选地

选地时应选择海拔在1200～2000m之间的。坡向草果地以阴坡为主，尤其是坐南向北的坡向为佳，其日照时间短，有利于保湿。保持郁闭度，每亩约种植遮阴树10～16株，保持郁闭度在0.5～0.7之间，保证光照强度在30%～40%之间。土壤以森林黄壤、棕壤为佳，腐殖质层深厚。林内空气相对湿度应保持80%以上，土壤湿度常年保持湿润。

（二）整地

清理下层杂草：铲除下层蕨类植物、禾本科杂草、小灌丛等。打塘：沿山坡等高线挖塘，因草果属浅根系植物，塘规格宜大不宜深，一般为长80cm、宽80cm、深40cm或长80cm、宽60cm、深40cm。回填塘：挖塘后30天左右，将挖出的土和空塘充分暴晒，让土壤干、散后再回土，回填土时应先填放枯枝落叶物和地表土，约占塘深20cm，然后用取出来的表土拌腐熟的农家肥1～2kg+0.5kg过磷酸钙回填10～16cm，余下部分用挖塘挖出来的新土填满，略高出塘面10cm，呈龟背形。种植密度：土地条件较好的地方，亩可栽植134～111塘，行距为2m×2.5m或2m×3m。在土地条件较差的地方，以适当加大密度，每亩可栽植166塘，株行距为2m×2m。

（三）定植

定植时间最好在农历五月至立秋前或秋末冬初，这段时间阴雨天较多，雨量充沛，气温高，空气湿度大，土壤潮湿，所以移栽后成活得快，并有较长的生长期。

草果移栽方法有育苗移栽和分株移植两种。

（1）育苗移栽　移栽时，按栽植密度，每塘栽植1～2苗。要使苗木根系在塘中自然舒展，填土后用脚踩压，使根系与土壤密切结合。

（2）分株移植　分株移植的株行距一般为2～3m，坑塘的规格为0.7m×

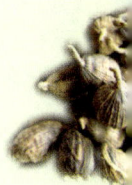

0.6m×0.3m。按分株繁殖法所述的方式进行分株，分株后按南向标记移植塘中，移植时将茎及须根埋入土中，距地表8～10cm，用土压紧，细土覆盖。

（四）抚育管理

抚育管理包括幼苗龄管理、成苗龄管理、施肥、培土等。

（1）幼龄期管理　在幼龄期，最重要的就是抚育管理，一年要除三次杂草。第一次是发生在雨季前，这要确保植株可以吸收足够的水分，并阻止杂草疯长；第二次一般是在7～8月进行，由于这段时间的气温太高，降雨量充足，非常适合植株与杂草的生长，所以要及时除去杂草，避免与植株争夺有利因素；第三次大约在冬季的11～12月，再除草是要适当施加磷钾肥以及草木灰。在抚育管理中，要及时扶正并培土一些栽植不正的幼苗；如发现死苗的情况，要及时补栽，这样才可以保证单位面积内的产量。

（2）成龄期管理　草果在定植后的3～5年里，要进行较快的分株生长。母株要经过大量的分株，最终形成一个群体，然后开花结果，逐渐达到成龄阶段。这期间要做好培土工作，才能保证草果今后的经济收益。

在成龄期，要提供充足的水源，并呈递增趋势，还要依据草果的生长发育，来适当地调整水肥管理，这样才可以提高草果的产量，并延长其经济寿命。成龄期的抚育管理主要是依据土地的条件与植株的生长状况来进行合理的除草、施肥、培土以及调整阴蔽度等。其抚育管理也是一年要进行三次。第一次在3～4月进行除草，由于这期间草果正处于开花的时节，及时地除去杂草或枯枝落叶，可以阻止杂草与植株争夺水肥以及枯枝落叶对花穗的捂盖，从而影响到其开花及昆虫传粉；第二次应在7～8月进行除草，主要是确保养分全部被植株吸收，来促进果实的发育，籽粒的饱满；第三次应在10～11月收果后进行除草，同时还要除掉枯、残、病的茎秆，从而提升林内的通风透光性，促进花、叶、芽的分化。

（3）施肥　幼龄期就是指在定植后到开花前的时间，大约有3年。由于林地内的土层中含有丰富的腐殖质，且土壤也比较湿润疏松，相对比较肥沃，幼苗在定植后所需的养分可以就地吸收，基本充足。进入成龄期后，由于植株常年固定在一处，土壤中的养分被植株不断地消耗，就会导致其养分减少，这就需要人工及时补充，这样才能保证成龄后的生长发育。所以，要通过合理有效的施肥，一般是在11～12月草果采收后进行施肥，注意施肥前要除掉老植株，每丛施腐熟干细农家肥1.5kg，钙镁磷0.5kg，腐殖土3～5kg，拌匀后直接撒施于草果丛下。

（4）培土　由于草果是多年生常绿草本植物，根茎沿地表蔓延，因此，栽培后地面不能进行彻底松土，不能深挖草果地。每年都要适量培土，促进植株的分株和根系的生长。开花季节千万不可培土，否则会将草果花蕾捂起来，导致腐烂、减产。培土的时间应在收草果后的12月左右，也可和施肥同时进行。

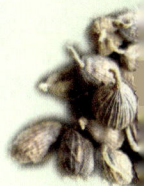

（5）调节透光度　草果透光度一般应保持在40%～50%之间，过于荫蔽，草果徒长，开花结果少。除草和培土时应经常疏枝疏林，将过密的树枝砍掉，过密的林木间伐。

（五）病虫害防治

1. 主要病害及防治方法

草果的主要病害有叶斑病、叶瘟、疫病、萎蔫病和花腐、果腐病。

（1）叶斑病　草果叶斑病又分为茎点霉叶斑病、姜叶点霉叶斑病、盘多毛孢属叶斑病和交链孢属叶斑病（图3-2）。

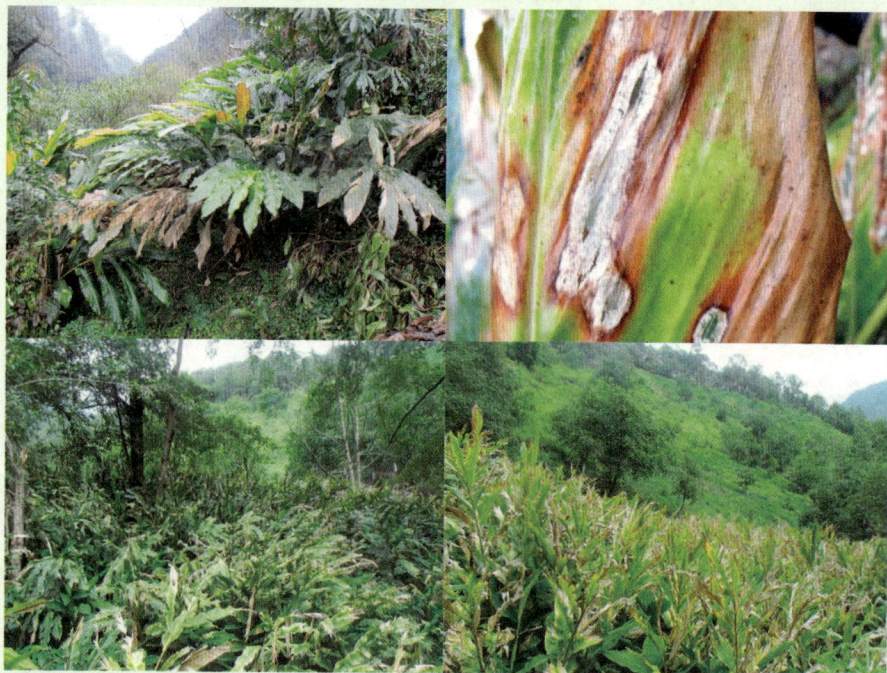

图3-2　叶斑病发病症状

茎点霉叶斑病：病原菌从叶缘开始感染向叶脉扩张，从叶缘向叶脉扩展，病斑颜色出现灰黄—淡黄—黄褐—黑色的变化，病斑有时连成片状；叶缘有褐色的锈斑，起初为锈斑，呈点状，成熟后变黑粒点，在叶面成点状分布，为病原菌的分生孢子器。

姜叶点霉叶斑病：病斑生于叶上，初期椭圆形、近圆形或不规则形，病斑边缘有黄褐色晕圈，中央白色，直径1～11mm，后期病斑连成片。

盘多毛孢属叶斑病：病斑从叶缘向叶脉扩展，初为褐色，以后变白，病斑点状或连成片；后期长满黑粒，为病原菌子实体分生孢子盘。

交链孢属叶斑病：病菌从叶尖或叶缘入侵，并沿主脉扩展，初为褐色，后变白；叶面或叶背产生黑褐色的斑点，叶脉和叶尖受害严重，病叶绿色不匀；病害严重时叶片枯黄、脱落。

其防治方法主要有：种植密度合适，定期割除病枯叶，减少侵染菌源；调整适合的隐蔽度，保持草果园通风透光；加强肥水管理。施足基肥，增施有机肥和钾肥，旱季定期灌水，雨季注意排水，促进草果植株生长旺盛，提高抗病力；喷撒0.5%波尔多液，对草果的叶片、花序有一定的保护作用；在草果种植园内的病重区可以连喷2～3次，间隔期7～10天。防治用药剂可以选用：喷施春雷霉素、多菌灵、代森锌、百菌清、70%甲基托布津等，以上杀菌剂喷雾均有防效。

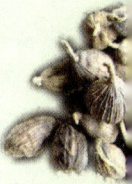

（2）叶瘟　该病害由变异梨孢菌引起，主要症状为叶上最初出现水渍状斑点，后逐步扩大为菱形、梭形、纺锤形，中部灰白色，周围褐色，边缘呈褪绿色，大小（7~33）mm×（6~17）mm；环境湿度大时，病斑表面出现褐色霉层；随后病斑扩大，互相连接致使叶片枯萎，植株死亡（图3-3）。

农业防治方法同上。药剂防治方法为：在草果发病初期或中期，可配制一定浓度的敌可松水剂灌根，每丛1kg即可。可选用的杀菌剂还有：百菌清、易保、春雷霉素结合新高脂膜喷施以及哈茨木霉对草果疫病均有较好的防治效果。对于发病严重的地块，可将病株及时铲除，并用石灰或杀菌剂进行土壤消毒。

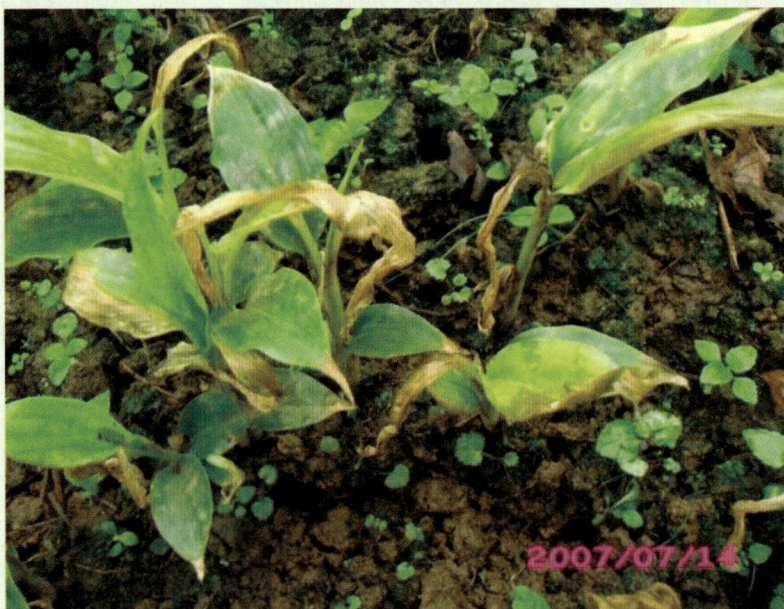

图3-3　叶瘟发病症状

（3）疫病　该病害由恶疫霉引起，草果成株期至结果期均可发病，整个植株部位均可侵染危害，发病轻的病斑边缘黄褐色，发病严重的由黄褐色转变为黑色；成株期至结果期，病株根状茎部呈水浸样腐烂，导致植株死亡（图3-4）。

农业防治方法同上。药剂防治方法为：在草果的基腐病的发病初期或中期，可配制一定浓度的敌可松水剂灌根，每蓬1kg即可；还可选用百菌清、易保、春雷霉素结合新高脂膜喷施。对于发病严重的地块，可将病株及时铲除，并用石灰或杀菌剂进行土壤消毒。

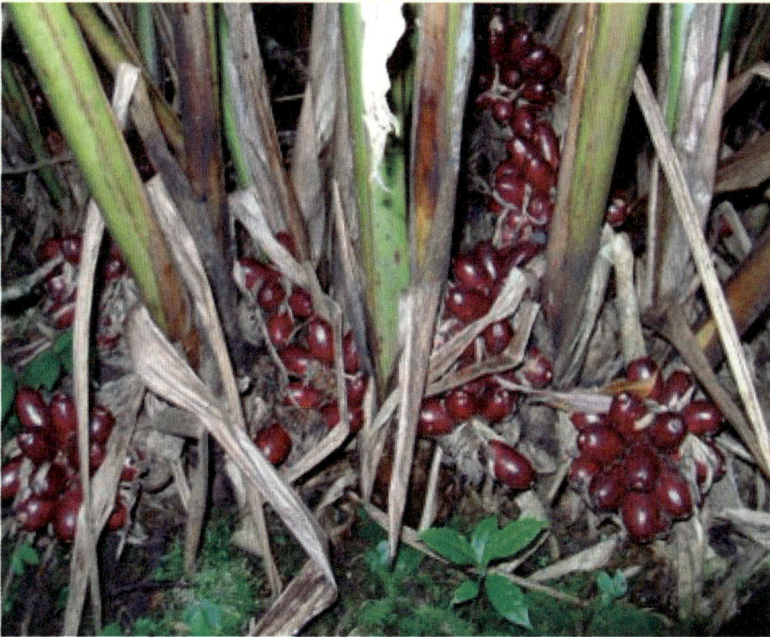

图3-4　疫病发病症状

（4）萎蔫病　本病是由*Glomerella sp.*、*Colletotrichum sp.*和*Fusarium sp.*多个病菌引起，主要危害幼苗，一般在3～4月发病。本病可造成叶片枯

萎，严重时成片倒苗；成株根茎水渍状软腐，植株会出现倒伏现象；果实成

熟前期，蒴果会由红色、暗红色渐变为绛红色、紫褐色直至自然脱落；未脱

落的果实切开，可见种子间的隔膜变为褐色，严重者会散发出霉腐酒糟味

（图3-5）。

　　农业防治方法同上。其药剂防治方法为在草果的基腐病的发病初期或中

期，可配制一定浓度的敌可松水剂灌根，每蓬1kg即可；可选用的杀菌剂还有：

百菌清、易保、春雷霉素结合新高脂膜喷施以及哈茨木霉，对草果疫病均有较

好的防治效果。对于发病严重的地块，可将病株及时铲除，并用石灰或杀菌剂

进行土壤消毒。

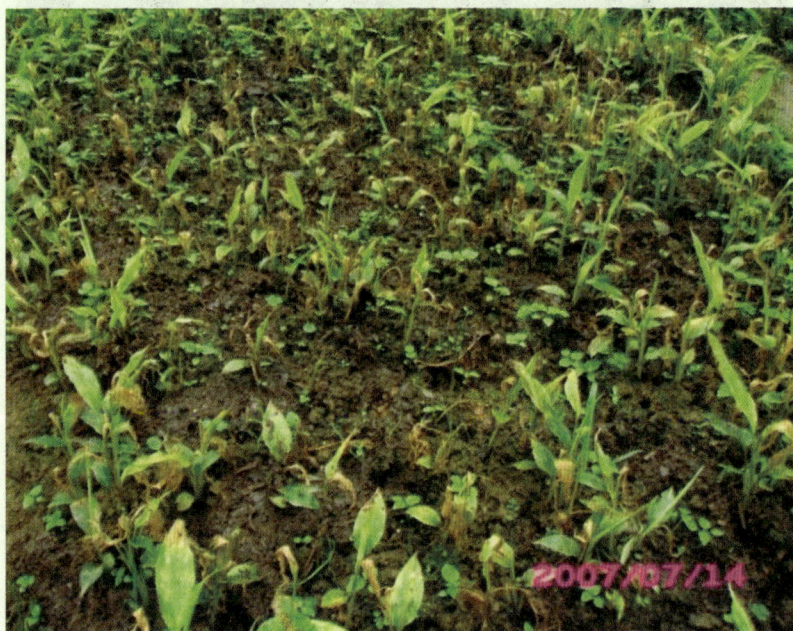

图3-5　萎蔫病发病症状

（5）花腐、果腐病　由腐霉菌等复合侵染引起，其症状为花湿腐，早落。花穗柄也有酒糟味，病花多，全穗花均易腐烂，连一个草果都不能结在花穗轴上。草果生了果腐病时，病菌由下而上浸染，致使果穗腐烂，果子腐烂由花蒂开始，然后逐渐漫延。病斑有水渍状的圈状，于后有白色的絮状物和粉粒状物。

防治方法为：避免沟水长期淹兜。沟边地段应适当稀植。在开花初期，可喷0.5%波尔多液保护花序。病重区连喷2～3次，每次间隔7～10天。

2. 主要虫害及防治方法

草果主要虫害有草果螟虫、斑蛾、蝗虫和蚊蛆。

（1）草果螟虫

危害：草果螟虫是为害草果茎部的主要害虫，它以幼虫钻入植物茎内，使植株枯萎，严重时茎折（图3-6）。

农业防治：调运苗木时，注意不调运带虫种苗；及时剪掉枯心的植株，并集中烧毁，消灭越冬虫源。生物防治：以菌治虫，使用苏云金杆菌或白僵菌进行防治；用50%杀螟松乳油800～1000倍液进行喷洒防治。另外，5%锐劲特悬乳剂、1.8%阿维菌素40毫升/亩、55%特杀螟、BT制剂50g+18%杀虫双水剂、48%乐斯本可选用。

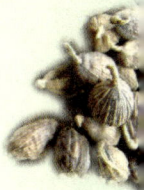

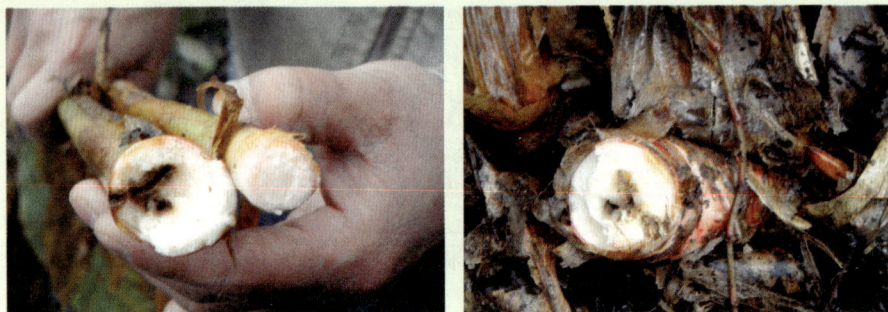

图3-6　草果螟虫危害症状

（2）蝗虫

危害：成虫与若虫食性相同，食叶量大。蝗虫多时，草果叶几乎可被吃光，严重影响草果生长发育、开花结果，甚至草果一片片地死亡。

防治方法：用捕虫网捕捉（用八号铁丝弯成圈，挂上纱布罩，扎在一根长木柄上），查找卵块集中消灭。

（3）斑蛾

危害：主要是幼虫危害。幼虫毛虫状，约有5龄，幼虫吐丝缀合叶片成饺子状，在里面食害，使受害叶最后呈焦枯状。幼虫食叶量大，老熟幼虫在苞叶中做网状茧化蛹，蛹成熟时，成虫飞出，即为斑蛾。成虫白天潜伏在叶背不动，黄昏后活动及交尾、产卵，孵化幼虫，又进行第二次危害。初龄幼虫先后在叶背取食叶肉，仅留表皮呈网状。草果叶大量被危害后，营养不足，花穗不易抽出，或仅抽出小花穗，结果实较少。

防治方法：清除叶片苞。烧去幼虫、茧、蛹，或捕捉成虫，及时清除已结过草果的植株，用土埋好。3～4月幼虫多在花苞上活动，花苞未开放前，用巴丹50%可溶性粉剂1000倍液（有效浓度500ppm），于花苞处均匀喷雾。

（4）蚊蛆

危害：蚊蛆即为蚊子的幼虫，体躯细长、柔软，呈灰褐色。是由于大号长足蚊子把卵产于草果根下的泥土中，孵化出幼虫。幼虫在草果根下爬动，机械性地损伤草果根及根茎，造成危害。

防治方法：当发现有其危害时，用杀虫的农药如敌杀死、甲胺磷、地虫硫磷、来福磷等拌土撒到蚊蛆危害的地方。或直接兑水浇灌在蚊蛆危害的地方，再培土。

3. 其他危害

其他危害有草害、烈日暴晒、旱害和鼠害等。

（1）草害　幼龄期危害严重，因为此期草果苗小，不能封行，杂草生长快，很快就把草果苗捂着了，严重影响其生长。成龄期主要是危害花芽和叶芽的生长。因此，要加强草果园的除草，并注意保护草果的根茎及花芽。

（2）烈日暴晒　如园中遮阴树被砍或死去，漏出天窗，应及时补救。开天窗处可搭临时木架，盖上草席，或种上瓜类作物遮阴保潮，如南瓜、冬瓜、洋丝瓜等等，使之攀援在木架之上。

（3）旱害　草果因阴蔽条件和湿度满足不了其生理需要而发生旱害，轻者

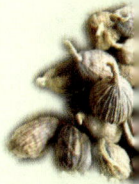

影响产量和品质，重者导致不能结果。因此，草果花出现少量萎蔫状时应及时进行地面灌溉，保持草果园相对湿度在80%以上。遇到干旱年份，抗旱时可向荫蔽树喷水。

（4）鼠害　采取有效措施进行捕杀和药防。

三、采收与产地加工技术

图3-7可见草果药材采收和加工的路线。

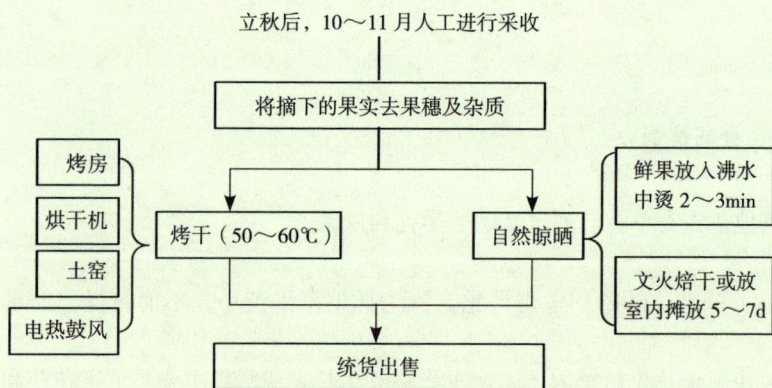

立秋后，10～11月人工进行采收

将摘下的果实去果穗及杂质

烤房
烘干机
土窑
电热鼓风

烤干（50～60℃）

自然晾晒

鲜果放入沸水中烫2～3min

文火焙干或放室内摊放5～7d

统货出售

图 3-7　草果药材采收和加工路线图

（一）生长年限及物候期

草果一般生长年限为15年，15年以后，植株挂果率降低，植株逐渐死亡。花期4～5月，果期8～9月。

（二）采收期

在立秋后，9～10月间，果实成熟，变红棕色而未开裂时采收。

（三）采收

种子采收：选择株龄在6～8年，群体发育良好的生长旺盛、结果多、无病虫害、无机械损伤的植株作为采种母株。采种时间在10～11月进行，果穗采收后应立即摊放在室内地面上，待半阴干后摘下果实及时进行种子处理，做种的鲜果采收后不能长期堆放，以免发霉变质。

药材采收：在立秋后，果实成熟，变红棕色而未开裂时进行人工采收。历代的采收情况可见表3-1所示。

表3-1　草果历代采收列表

时间	采收加工	出处
宋末	成熟时采收，晒干	《宝庆本草折衷》
明	惟生闽广，八月采收	《本草蒙筌》

（四）产地加工

常见的产地加工方式有：自然晾晒、柴火烘烤和设备干燥等方法。

（1）自然晾晒　将摘下的果实去果穗及杂质，放置于阳光下暴晒（图3-8）。该方法操作简便，但容易发生霉变。随着烘烤技术及设备的研发，目前已经不采取自然晾干的方式。

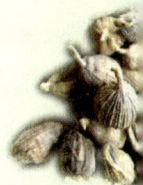

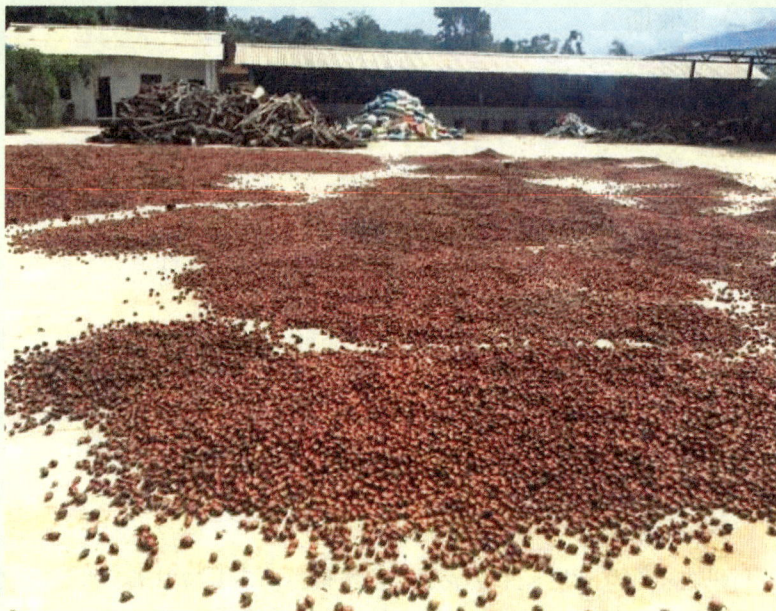

图3-8　草果自然晾晒

（2）柴火烘烤　将鲜果放入沸水中烫2～3min，用文火焙干（图3-9）。该方法草果气味足，目前草果产区主要以柴火烘烤为主。但该方法存在很大弊端：①烘干时间长，每烘干一批草果大约需要40～55h；②烘烤出的草果色泽发黑，外观不佳，产品烟熏味浓，香气不纯正；③由于在烘干过程中，烟气与草果直接接触，使得干果中的苯并（α）芘含量严重超标。有人将马关县市场上采购的草果送检化验，苯并（α）芘含量为21.64μg/kg，超过国家允许标准4倍多。苯并（α）芘是目前已知的强致癌物质，进入人体后，会使细胞核的脱氧核糖核酸分子结构发生变异，从而导致癌变。

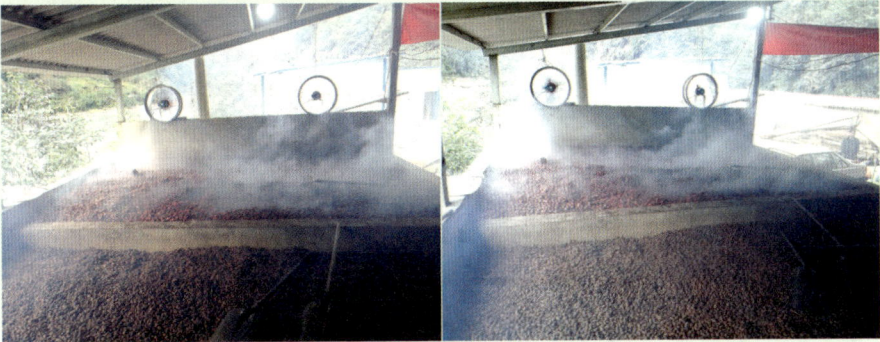

图3-9 草果柴火烘烤

（3）设备烘烤 云南省农机研究所与马关县合作对草果烘干的理化要求进行了深入分析，开展了草果无公害烘干设备及工艺的专项研究。运用研究所在农特产品干燥方面积累的理论及实践经验，与草果加工要求相结合，设计制作了5HX-45型机械式强制热风循环烘干设备（图3-10）及工艺。该设备及工艺解决了草果干品中苯并（α）芘含量超标的根本问题，保障了食品的安全和卫生要求；大大提高了草果的品质和劳动生产率，降低了草果干燥的单位成本，为草果干燥制定统一标准，实现集约化加工，并为工业化生产奠定了技术基础。

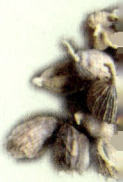

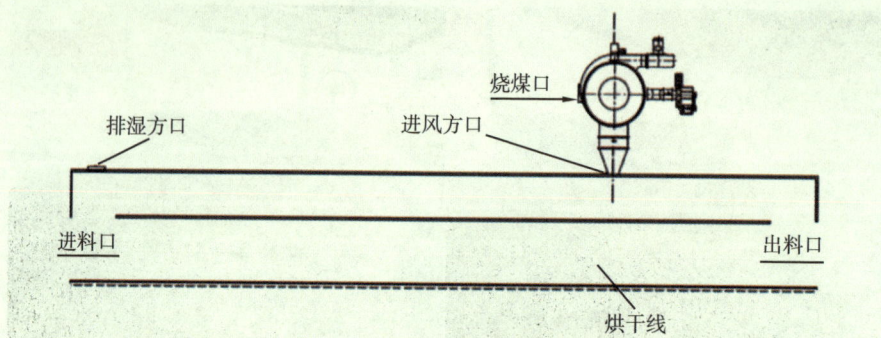

图 3-10　草果烘烤设备示意图

（五）炮制

1. 历史沿革

草果的炮制在宋代以前基本上没有什么记载；但从宋代起，随着社会的进步和临床上的需要，草果的炮制方法兴盛起来，出现了净制、切制、煨制、火炮、制炭、麝香制、姜制等多种炮制方法，极大地丰富了草果的临床用药。

2. 现代研究

近现代在历代炮制的基础上，对草果的炮制进行适当的发展，形成了现在各地不同的草果炮制方法，使草果的炮制更具操作性。然而，在对草果炮制方法的具体指标上没有统一的规范，造成虽然是同一种炮制方法，炮制出饮片的质量却各不相同。为规范草果的炮制，制定详细的饮片质量标准，有必要在历代及近现代草果的炮制方法的基础上，制定统一的不同规格的饮片炮制工艺，从而保证饮片的质量、临床疗效及安全用药。

3. 药典炮制方法

《中华人民共和国药典》记载草果炮制主要为草果仁、姜草果仁、炒草果仁、煨草果仁等。

《中国药典》1963年版记载　①草果仁：拣去杂质，置锅内用文火炒至焦黄色微鼓起。取用，稍晾，碾去壳，过筛，取仁即得。②姜草果仁：取草果仁，加姜汁与水少许，拌匀，置锅内用文火微炒，取出，放凉即得。草果仁每100斤，用鲜姜10斤取汁。

《中国药典》1977年版记载　①草果仁：取草果，照清炒法炒至焦黄色并微鼓起，用时捣碎，取仁。②姜草果仁：取净草果仁，照姜汁炙法用姜汁微炒。

《中国药典》1985年版、1990年版、1995年版、2005年版记载　①草果仁：取草果，照清炒法炒至焦黄色并微鼓起，去壳，取仁，用时捣碎。②姜草果仁：取净草果仁，照姜汁炙法炒干。用时捣碎。

《中国药典》2010年版记载　①草果仁：取草果，照清炒法炒至焦黄色并微鼓起，去壳，取仁，用时捣碎。②性状：本品呈圆锥状多面体，直径约5mm；表面棕色至红棕色，有的可见外被残留灰白色膜质的假种皮。种脊为一条纵沟，尖端有凹状的种脐。胚乳灰白色至黄白色。有物异香气，味辛、微苦。

注：《中华人民共和国药典》均简称为《中国药典》。

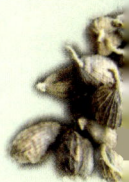

《中国药典》2015年版记载　草果仁：取草果，照清炒法（通则0213）炒至焦黄色并微鼓起，去壳，取仁，用时捣碎。本品呈圆锥状多面体，直径约5mm；表面棕色至红棕色，有的可见外被残留灰白色膜质的假种皮。种脊为一条纵沟，尖端有凹状的种脐。胚乳灰白色至黄白色。有物异香气，味辛、微苦。

其他炮制方法可参见表3-2所示。

表3-2　其他草果历代炮制列表

时间（年）	方法	出处
1995	草果仁、姜草果仁	《中国药材学》
1999	草果仁、姜草果仁、煨草果仁、炒草果仁	《中华本草》
2001	草果仁、姜草果仁	《现代中药材商品通鉴》
2006	草果仁、姜草果仁、煨草果仁、炒草果仁	《中药大辞典》
2010	净制、切制、炮炙	《中华药海》（精华本）

四、药材包装、储存和运输

（一）包装

用无毒聚乙烯包装袋包装，根据需要每袋分装。

（二）储存

仓库应通风、干燥、阴凉、无异味、避光、无污染并具有防鼠、防虫的设施。仓库相对湿度控制在45%～60%，温度控制在0～20℃。药材应存放在货架上，与地面距离15cm、与墙壁距离50cm，堆放层数为8层以内。药材贮存期应注意防止虫蛀、霉变、破损等现象发生，做好定期检查养护。

（三）运输

运输工具必须清洁、干燥、无异味、无污染、通气性好。运输过程中应防雨、防潮、防污染，禁止与可能污染其品质的货物混装运输。

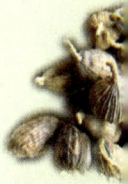

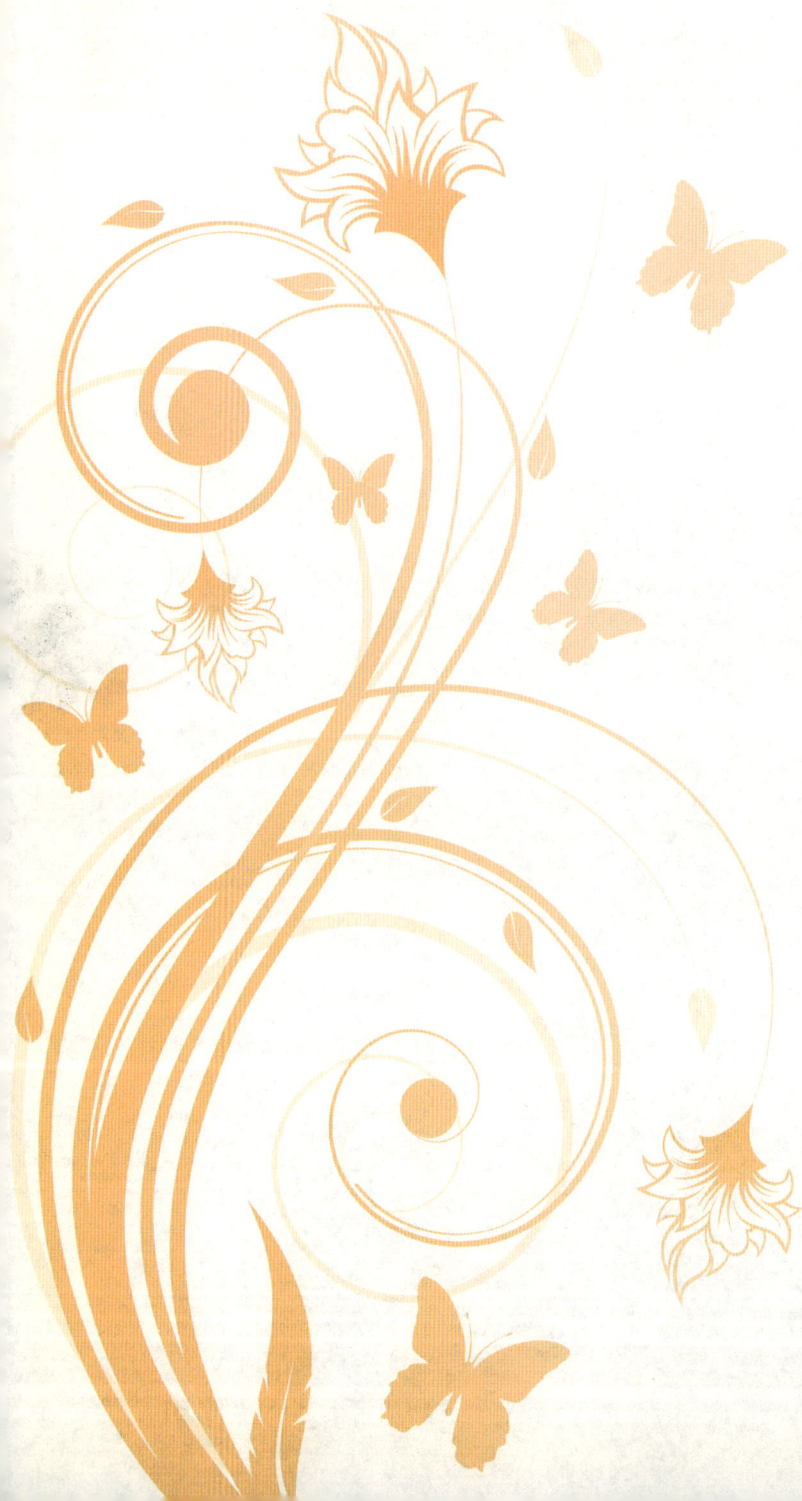

第4章

草果特色
适宜技术

一、草果提质增效种植技术

（一）疏花处理技术

疏花处理（图4-1）是在草果初花期，摘掉一定比例的草果花苞，减少草果花而不实的现象，降低草果植株养料消耗，从而增加剩余草果花的坐果率及结实率，提高草果产量。本方法与未疏花的地块相比，摘除20%花苞后，草果植株坐果率平均增加42%，单果干重增加25%，花序果实鲜重及干重均增加53%。本技术不仅具有显著增产效果，且能提高草果单果鲜重，提高草果品质。

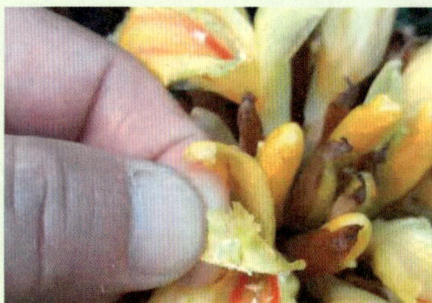

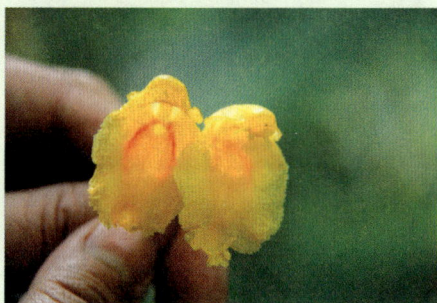

a.花苞形状   b.人工摘除花苞

图4-1 疏花处理

（二）人工辅助授粉技术

人工辅助授粉（图4-2）是在草果盛花期，向草果花序喷洒一定浓度的蔗糖溶液，人为增加昆虫访花报酬，不仅增加了对传粉昆虫的吸引，同时增加了传粉昆虫在花序上的停留时间，从而增加草果植株授粉概率，提高草果坐果率，进而提高草果产量。本方法简便，易于掌握，增产效果显著。利用本方法喷洒25%蔗糖溶液后，草果植株坐果率显著增加，相比未喷洒蔗糖溶液的草果组，花序果实鲜重较对照增加69%，干重较对照增加72%。

于草果初花期、盛花期、末花期各喷施1次浓度为20mg/L的2，4–D，选择晴天喷施，喷施后24h内不下雨为最佳，能提高坐果率和产量，可以在生产中推广应用。

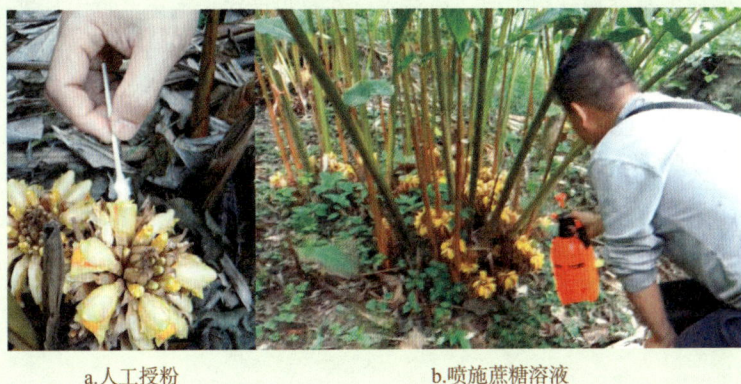

a.人工授粉　　　　　　　　　b.喷施蔗糖溶液

图4–2　人工辅助授粉

二、草果林下套种技术

（一）草果林下套种平菇技术

草果林内空间大，通风、遮阴、保温的条件为野外平菇的生长提高良好的环境。草果林下套种平菇既能充分利用其环境，增加一项产业收入，平菇收获后剩下的培养基料又可抑制草果地内杂草生长，还可作为草果生长的优质有机肥料。草果林下套种平菇成本低，产量高，是农民发展立体种植，增产创收的好项目。其操作步骤包括选地、菌包制作和出菇管理。该技术已在草果产区云南金平县进行示范推广。

（二）草果林下套种羊肚菌技术

羊肚菌称羊肚菜、美味羊肚菌、羊蘑、草笋竹，是一种珍贵的食用菌和药用菌。草果林下的环境非常适宜羊肚菌的生长。草果林下套种羊肚菌技术的步骤同草果林下套种平菇相类似。该技术已在草果产区云南怒江贡山县进行示范推广。该技术成本低、产量高，具有良好的经济效益、社会效益与生态效益，是少数民族脱贫致富的重要途径。

（三）草果林下套种滇重楼技术

利用不同植物的分层现象及生态位空间互补的原理，采用杉木或旱冬瓜+草果+滇重楼的复合种植模式来提高滇重楼成活率降低种植成本（图4-3）。其具体步骤为：人工种植杉木林或旱冬瓜林2年后，种植草果，种植1年后，并利用人工林和草果形成的天然遮阴、保水效果，开展滇重楼的生态复合种植，并通过苗期及快速生长期的合理管理，及合理施肥、除草、打顶摘蕾等方式来实现滇重楼的生态复合种植。

本发明具有操作简单，成本低，效益高，风险小，节省土地、人工，保护环境，易于推广，经济效益高的优点，为滇重楼的人工规模化种植奠定了良好基础，具有良好的经济效益、社会效益与生态效益。

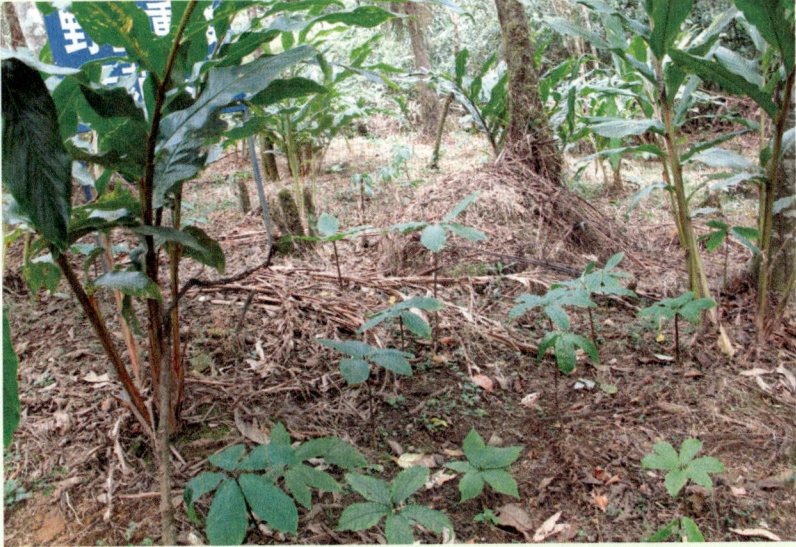

图4-3　草果林下套种滇重楼

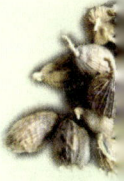

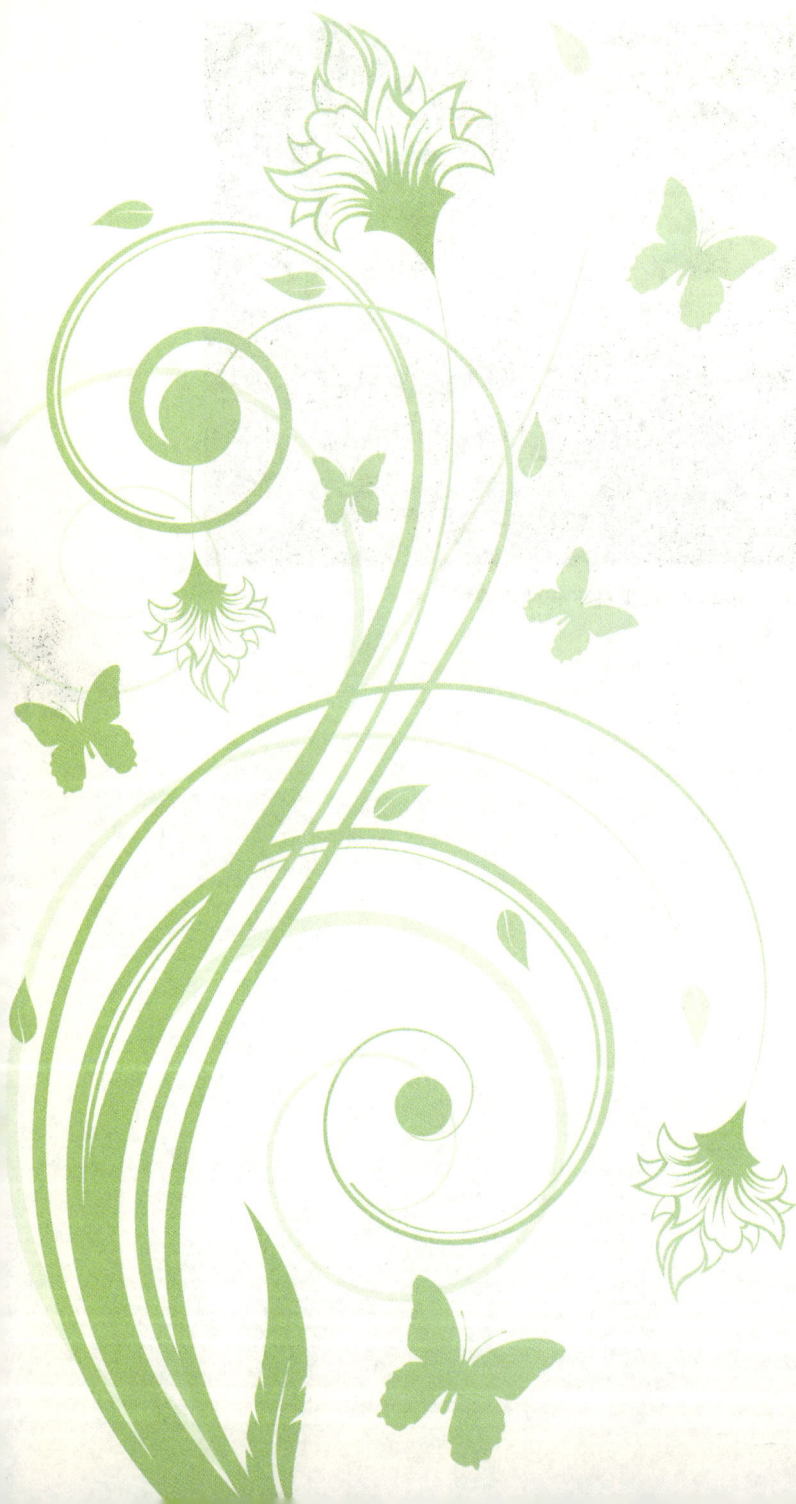

第5章

草果药材
质量评价

一、药用部位、性味及功能主治

（一）药用部位

药用部位为草果Crevost et Lemaire的干燥成熟果实（图5-1）。

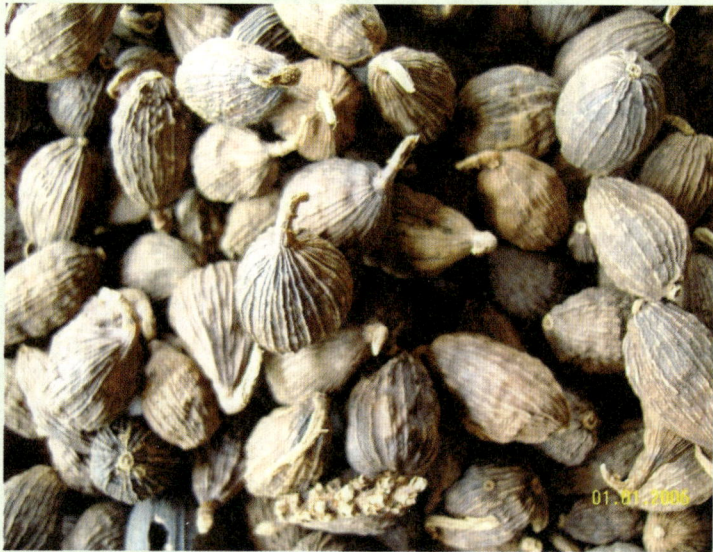

图5-1　草果药材

（二）性味

味辛，性温，无毒。

（三）归经

入脾经、胃经。

（四）功能

燥湿除寒，祛痰截疟，健脾开胃，利水消肿。

（五）主治

疟疾，痰饮痞满，脘腹冷痛，反胃，呕吐，泻痢，食积。

（六）适用范围

虚热、咳嗽、水肿、小便不利、小儿热惊、头生疮肿等症。

二、本草考证与道地沿革

（一）本草考证

通地本草考证、文献查考、药源调查、分类学鉴定、性状鉴定、显微鉴定、商品鉴定、挥发油成分分析、药理研究，最终得出以下结论。

（1）草果*Amomum tsaoko* creuost et Lemaire分布于云南。生长于海拔1600～1800m的沟边林下，云南南部地区大量栽培。

（2）拟草果*Amomum para–tsaoko* S. Q. Tong et Y. M. xia分布于广西、云南和贵州等省区。生长于山坡疏林下，现广西西南部有栽培，为当地草果的习用品种，药理也类同草果。

（3）野草果*Amomum koenigii* J. F. Gmelin分布于广西、云南。生长于山坡林下阴湿处。

以上考证澄清了国内文献对草果植物及其学名记述的混乱，查清我国广西草果并非*A. tsaoko*，而是*A. paratsaoko*。

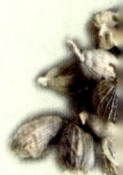

61

通过以上描述与文献查找资料，确定草果为姜科植物草果的干燥成熟果实。

其他草果易混品主要有拟草果、野草果，其药材性状详细对比见表5-1所示。

表5-1　草果易混植物分布及形态区别

种名	分布	性状鉴定
草果	云南、广西、贵州等省区	果实长椭圆形，长2～4cm，直径1.6～2.5cm；表面暗棕色至棕红色，密具粗纵棱，顶端具有圆形突起的宿萼残基，基部有短果柄；果皮坚韧，纤维性。种子团长椭圆形，红棕色，中间有黄棕色隔膜，将种子团分成3瓣，每瓣有种子8～22粒。种子呈圆锥状多面体，长4～7mm，宽约4mm，外被膜质假种皮；背面较大，有下陷的合点，种脐位于较狭的一端；质硬，胚乳灰白色。有特异香气，味辛、辣
拟草果	云南省的西畴、屏边、麻栗坡、金平等县	果实倒卵形或类椭圆形，长2～3cm，直径1.5～2.5cm；表面浅棕色，具圆斑状皮孔，密具细纵纹，顶端平截，具有圆孔状宿萼残基，基部偶有果柄残留。种子团倒卵形，棕红色，中间有黄白色隔膜，将种子团分成3瓣，每瓣有种子15～32粒。种子为不规则多面体，长4～6mm，宽约3mm，外被膜质假种皮；合点位于侧面近背部，合点与脐点之间有一沟状种脊；胚乳灰白色。气香，味辛凉、微甜
野草果	云南、广西（龙州）、印度、越南	果实倒卵形或类椭圆形，长2～3cm，直径1.2～1.5cm；表面暗棕色，具细纵皱纹，有3条宽钝沟，顶端呈尖嘴状突起，宿存花萼圆形，基部平截，果梗部位下陷窝形，或有时残留；果皮稍韧，纤维性。种子团长卵形，具3条纵沟，中间有黄白色隔膜，将种子团分成3瓣，每瓣有种子5～10粒。种子类肾形，向一边稍弯，长5～6mm，直径约3mm，合点位于腹面，腹面有类"人"字形沟，一端有脐点；胚乳灰白色。气香，味凉、微苦

（二）道地沿革

综合以上古文献及现代文献所述，《本草汇言》《本草蒙筌》曰：草果仁生

闽、广，也就今天的福建及广西。《本草备要》曰：福建产的叫草蔻，云南、

广西所产的称为草果。由此推断，福建产草果可能记载有误。《植物名实图考》
《桂海虞衡志》岭南尚以为食料，今指广东、广西一带，但后均无人提及广东
为产地，所以岭南所指应为广西。其余各书均记载，草果分布于云南、广西、
贵州，详见表5-2草果药材产地变迁表。

表5-2　草果药材产地变迁表

年代	产地	出处
宋末	草果，或生广西州郡	《宝庆本草折衷》
明	产于宁州薄溪后山。产地为云南华宁	《滇南本草》
明代	草果生广南及海南。又云南出者名云南草果，其形差小耳。记载产地为广西南部、海南和云南	《本草品汇精要》
明代	草果惟生闽广。"闽广"即今日的福建、广西，由于古书中一直将草果与草豆蔻*Alpinia katsumadai Hayata*混淆，而草果有关产地记载为福建的并不多，推测《本草汇言》与《本草蒙筌》中所描述草果的形态与本品相一致，但并未明确地将草果产地区别开来。由此看来，本草中对草果产地的确切记载主要以云南、广西、越南居多	《本草蒙筌》
明代	今建宁所产豆蔻，滇广所产草果。记载产地为云南、广西	《本草纲目》
明代	草果仁，陈廷采先生曰："生闽、广"。记载产地为福建、广西	《本草汇言》
清代	福建产的叫草蔻，云南、广西所产的称为草果	《本草备要》
清代	草果佳品产自玛拉雅、南方诸海岛。印度东部和西部、厘域、河谷等地的为劣品	《晶珠本草》
清代	滇广所产名草果。"滇广"即云南及广西	《本草从新》
1996年	产于云南、广西和贵州。销全国	《中国药材学》

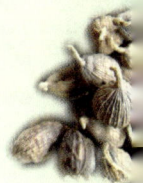

续表

年代	产地	出处
2001年	主产云南金平、元阳、河口、屏边、绿春、马关、西田寿、麻栗坡、盈江、潞西、陇州，广西那坡等	《现代中药材商品通鉴》
2003年	分布于昆明、玉溪、丽江、楚雄等地	《云南天然药物图鉴》第二卷
2006年	主产于云南、广西，销全国	《中药大辞典》记载
2005年	主产于云南、广西、贵州等地	《中草药与民族药药材图谱》
2010年	分布于广西、云南和贵州等省区	《中药药海》
2010年	主产云南西畴、马关、文山、屏边、麻栗坡，广西的靖西、睦边和贵州的罗甸等地	《金世元中药材传统鉴别经验》
2010年	产于云南西畴、马关、文山、屏边、麻栗坡，广西的靖西、睦边和贵州的罗甸等地	《新编中药志》
2012年	草果分布于云南	《常用中药材品种整理和质量研究》

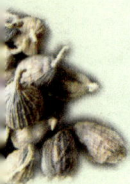

三、药典标准

(一)《中国药典》标准

1. 基原

草果在《中国药典》1963年版到2015年版中均有收载，其中1963年版的基原为姜科（Zingiberaceae）植物草果（*Amomum tsaoko* Crevost et Lemarie）的干燥成熟果实；1977年版至2015年版《中国药典》草果均为姜科植物草果

（*Amomum tsaoko* Crevost et Lemarie）的干燥成熟果实。

2. 性状

草果在《中国药典》1963年版到2015年版中均有收载，在性状描述方面没有太大的差异。

历版药典对草果的描述可见表5–3所示。

表5–3　历版《中国药典》草果药材性状表

出处	性状
《中国药典》1963年版一部	本品呈长卵形或长椭圆形，长1.5～2分，直径约1分。表面黄白色或淡黄棕色，平滑，外包有薄膜，尖端呈深褐色。质软油润，断面黄白色，富有油性。味甘
《中国药典》1977年版一部	本品呈长椭圆形，具三钝棱，长2～4cm，直径1～2.5cm。表面灰棕色至红棕色，具纵沟及棱线，顶端有1宿萼脱落的圆形突起，基部有果梗或果梗痕。果皮质坚韧，易纵向撕裂。剥去外皮，中间有黄棕色隔膜，将种子团分成3瓣，每瓣有种子多为8～11粒。种子呈圆锥状多面体，直径约5mm；表面红棕色，外被灰白色膜质的假种皮，种脊为1条纵沟，尖端有凹状的种脐；质硬，破开后可见灰白色种仁（胚乳）。有特异香气，味辛、微苦。以个大、饱满、色红棕、气味浓者为佳
《中国药典》1985年版一部 《中国药典》1990年版一部 《中国药典》1995年版一部 《中国药典》2000年版一部 《中国药典》2005年版一部 《中国药典》2010年版一部 《中国药典》2015年版一部	本品呈长椭圆形，具三钝棱，长2～4cm，直径1～2.5cm。表面灰棕色至红棕色，具纵沟及棱线，顶端有圆形突起的柱基，基部有果梗或果梗痕。果皮质坚韧，易纵向撕裂。剥去外皮，中间有黄棕色隔膜，将种子团分成3瓣，每瓣有种子多为8～11粒。种子呈圆锥状多面体，直径约5mm；表面红棕色，外被灰白色膜质的假种皮，种脊为1条纵沟，尖端有凹状的种脐；质硬，胚乳灰白色。有特异香气，味辛、微苦 与1977年版几乎一致，其中将"顶端有1宿萼脱落的圆形突起"，改为"顶端有圆形突起的柱基"，"破开后可见灰白色种仁"改为"胚乳灰白色"

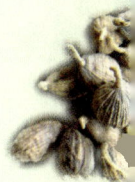

3. 质控

1963年版、1977年版、1985年版《中国药典》无质控指标，描写的是性状描述；1990年版、1995年版仅有"挥发油"不小于14%的一个指标；2005年版起，至2015年版，增加了"水分、总灰分"的检查，可见表5-4的草果药材质控表。

表5-4　历版《中国药典》草果药材质控表

出处	水分	总灰分	挥发油
《中国药典》1963年版一部 《中国药典》1977年版 《中国药典》1985版一部	无	无	无
《中国药典》1990年版一部	无	无	药材：≥1.4%（ml/g）（附录48页） 饮片：草果仁、姜草（附录6页）
《中国药典》1995年版一部 《中国药典》2000年版一部	无	无	药材：≥1.4%（ml/g）（附录ⅩD） 饮片：草果仁、姜草（附录ⅡD）
《中国药典》2005年版一部	药材：≤15%（附录ⅨH第二法） 饮片：草果仁、姜草（附录ⅡD）	药材：≤8.0%（附录ⅨK第二法） 饮片：草果仁、姜草（附录ⅡD）	同《中国药典》2000年版
《中国药典》2010年版一部	药材：同《中国药典》2005年版 饮片：草果仁、姜草果仁≤10%（附录ⅡD）	药材：同《中国药典》2005年版 饮片：草果仁、姜草果仁≤6.0%（附录ⅡD）	药材：《中国药典》2000年版 饮片：草果仁≥1.0%（ml/g），姜草果仁≥0.7%（ml/g）（附录ⅡD）

续表

出处	水分	总灰分	挥发油
《中国药典》2015年版一部	药材：≤15%（通则0832第四法） 饮片：草果仁≤10.0%（通则0832）；姜草果仁≤10.0%（通则0213）	药材：≤8%（通则2302） 饮片：草果仁≤6.0%（通则0832）；姜草果仁≤6.0%（通则0213）	药材：≥1.4%（ml/g）（通则2204） 饮片：草果仁≥1.0%（ml/g）（通则0832）； 姜草果仁≥0.7%（ml/g）（通则0213）

（二）其他地方标准

1. 基原

《云南省药品标准》1974年版、《北京市中药饮片炮制规范》2008年版、《广西壮药质量标准》2011年版、《江西省中药饮片炮制规范》2008年版与《中国药典》2015年版，均收载有草果，基原为 "姜科植物草果*Amomum tsaoko* Crevost et Lemaire的干燥成熟果实"。

2. 性状

《云南省药品标准》1974年版、《北京市中药饮片炮制规范》2008年版、《广西壮药质量标准》（第二册）2011年版所记载的草果性状与1977年版以后的《中国药典》保持一致。《香港中药材标准》2012年版第五册在种子长度、直径和种子数量范围上描述微有区别，其余同。具体可见表5-5所示。

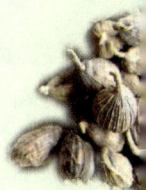

表5-5　其他标准中收载的草果药材性状表

出处	性状
《云南省药品标准》1974年版	本品呈长圆形或橄榄形。常具不明显三棱，长径2～4.5cm，短径1.2～2.5cm；顶端有一宿萼脱落的圆形突起，基部有果梗或果梗脱落的疤痕。表面灰棕色至棕红色，具纵沟及棱线；果皮有韧性，但易纵向撕裂。剥去果皮，见种子围绕中轴集结成团，由黄白色的隔膜分成三瓣，每瓣含种子8～11枚。种子为四面体或多面体，一端较窄，长约5mm，外被灰白色膜状假种皮，种皮表面红棕色，有纵直的纹理；种脐在窄端，合点在背面中央小凹穴，合点与种脐间有一纵沟状的种脊。气微香，种子破碎时具特异香气，味辛辣
《北京市中药饮片炮制规范》2008年版	本品为圆锥状多面体，直径约5mm。表面棕褐色，偶附有淡黄色薄膜的假种皮，尖端有凹状的种脐。质硬，胚乳灰白色。具特异香气，味辛、微苦
《江西省中药饮片炮制规范》2008年版	草果：本品呈长椭圆形，具三钝棱，长2～4cm，直径1～2.5cm。表面灰棕色至红棕色，具纵沟及棱线，顶端有圆形突起的柱基，基部有果梗或果梗痕。果皮质坚韧，易纵向撕裂。剥去外皮，中间有黄棕色隔膜，将种子团分成3瓣，每瓣有种子多为8～11粒。种子呈圆锥状多面体，直径约5mm；表面红棕色，外被灰白色膜质的假种皮，种脊为一条纵沟，尖端有凹状的种脐；质硬，胚乳灰白色。有特异香气，味辛、微苦。无虫蛀、霉变。草果仁：形如生草果种仁。姜草果仁：形如生草果种仁，表面深黄色至焦黄色，具焦斑，味辛
《广西壮药质量标准》（第二册）2011年版	同《中国药典》2000年版
《香港中药材标准》2012年版第五册	本品狭椭圆形，具三钝棱，长1.4～5cm，直径10～24mm。表面灰棕色至红棕色，具纵沟及棱线，顶端有圆形突起的柱基，基部有果梗或果梗痕。果皮质坚韧，易纵向撕裂。剥去外皮，可见种子分为三瓣，中间有黄棕色隔膜，每瓣有种子8～20粒。种子呈圆锥状至多面体状，直径约5mm，表面红棕色，外被灰白色至黄白色的膜质假种皮，种脊为一条纵沟，尖端有凹状的种脐；质硬；胚乳灰白色至黄白色。有特异香气，味辛、微苦

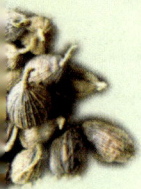

3. 质控

《北京市中药饮片炮制规范》2008年版有水分和挥发油两个"性状"质控

指标；《广西壮药质量标准》2011年版增加了挥发油这一"性状"质控指标准；

《香港中药材标准》除"水分、灰分、挥发油"这三个"性状"质控指标准外，还增加了"杂质、浸出物"两个质控指标准。具体要求见表5-6所示。

表5-6　其他标准中收载的草果药材质控表

出处	水分	杂质	浸出物	总灰分	挥发油
《北京市中药饮片炮制规范》2008年版	≤12.0%（《中国药典》2005年版一部附录ⅨH第二法）			无	≥1.4%（ml/g）（《中国药典》2005年版一部附录ⅩD）
《江西省中药饮片炮制规范》2008年版	≤13.0%		酸不溶性灰分≤3.0%（《中国药典》2005年版一部附录ⅨK）	≤8.0%（《中国药典》2010年版一部附录ⅨK）	
《广西壮药质量标准》2011年版	≤15.0%（《中国药典》2010年版一部附录ⅨH第一法）			≤8.0%（《中国药典》2010年版一部附录ⅨK）	同上
《香港中药材标准》	≤13.0%（甲苯法）	（附录Ⅷ）≤1.0%	（热浸法）：水溶性≤12.0%；醇溶性≤10.0%	总灰分：≤8.0%；酸不溶性灰分：≤2.5%（附录ⅬⅩ）	同上

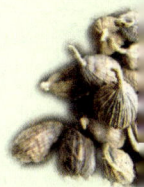

四、质量评价

（一）历代品质评价

经查之前的古文献中，《晶珠本草》记载："饱满者为佳，气味好者佳。"

且关于性状质量方面的评价较少，无品质方面的具体记载。在近代文献中描述主要以个大、饱满、色红棕、气味浓者为佳。具体的描述详见表5-7草果评价表。

表5-7　草果评价表

年代	品质评价	出处
清代	饱满者为佳，气味好者佳	《晶珠本草》
1963年	以个大、完整、籽粒饱满者为佳	《中国药典》1963年版一部
1974年	以个大、饱满、种子香气浓、味辛辣者为佳	《云南省药品标准》1974年版
1999年	以个大、饱满、色红棕、气味浓者为佳	《中华本草》
2005年	以个大、饱满、色红棕、气味浓者为佳	《中草药与民族药药材图谱》
2001年	以干、成个、饱满、外皮红棕色、味辛辣、无白色、嫩果、无破烂、无烘焦、无霉变者为优	张贵军《现代中药材商品通鉴》
1996年	以个大、饱满、色红棕、气味浓者为佳	徐国钧《中国药材学》
1977年	以个大、饱满、色红棕、气味浓者为佳	《中国药典》1977年版
2002年	以个大、饱满、色红棕、气味浓者为佳	《新编中药志》
2010年	以个大、颗粒饱满、色红棕、香气浓者为佳	《金世元中药材传统鉴别经验》

（二）药材规格等级

1. 草果药材规格的划分

中药材一般依据基原、产地、生长方式、药用部位、采收时间、加工方法等进行"规格"的划分，其中商品草果药材主要依据产地、加工方法、大小的不同，进行商品规格的划分。

70

在立秋后，9～10月间，果实成熟，变红棕色而未开裂时采收。将摘下的果实去果穗及杂质，直接晒干或用微火烘干（图5-2），否则易发霉变质。由于草果以气味足者为佳，市场上绝大部分草果以柴火烘烤为主，偶见无烟煤或电炉烤。市场上，均以统货销售。

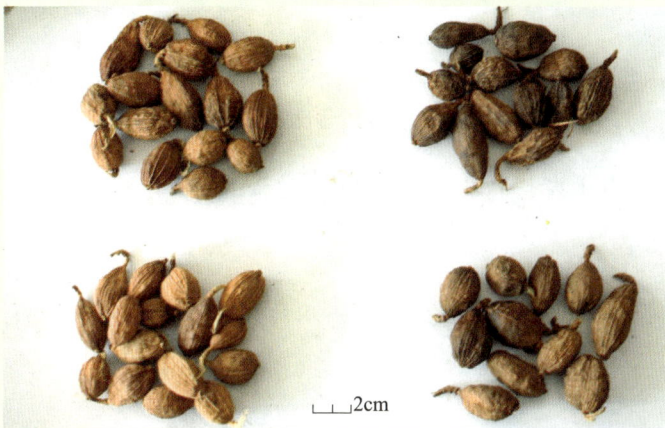

图5-2　不同干燥方式（左上烘干、左下晒干、右上柴火烤、右下柴火烤）

2. 草果药材等级的划分

中药材一般依据外观特征、断面特征、质地、重量、长度、厚度、直径、含杂率、气味等进行"等级"的划分。

中药统货，是指对药材质量好坏、个头大小等不进行区分，同一种药材的不同等级混在一起。中药选货，是指对药材质量好坏进行区分，按个头大小等进行分拣，以便划分出等级。草果等级无严格划分，市场上以统货出售，但根据干果大小在市场上有不同价格，一般有大个、中个、小个之分（图5-3）。

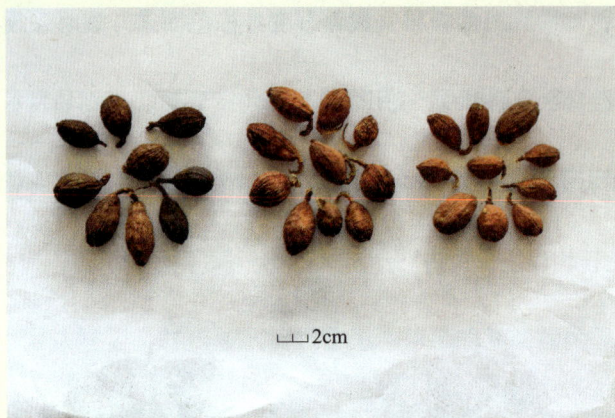

图5-3　不同个子大小的样品

草果品质以干爽、个大、均匀饱满、色褐红、味辛辣、把果梗短者为佳

（图5-4）。

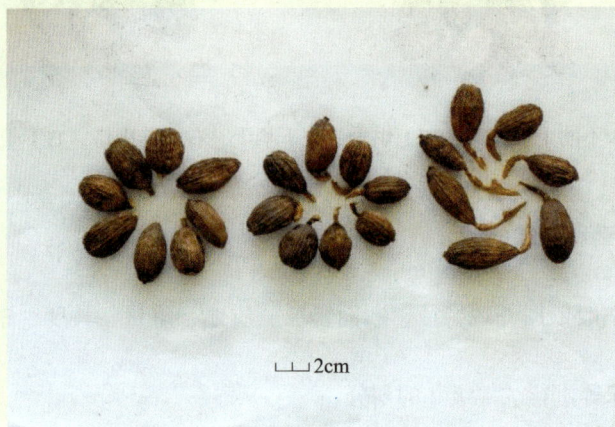

图5-4　果梗长短的样品

（三）质量评价标准

草果质量标准：水分不得超过15%，总灰分不得超过8%，酸不溶性灰分不

得超过2%，水溶性浸出物含量不得低于21%，乙醇浸出物含量不得低于19%，

农药残留按GB/T 5009.19执行。铅按GB/T 5009.12执行；镉按GB/T 5009.15执行；汞按GB/T 5009.17执行；砷按GB/T 5009.11执行。

五、药材真伪鉴别及常见伪品

（一）药材真伪鉴别

1. 性状鉴别

果实椭圆形，长2～4.5cm，直径1～2.5cm，表面棕色或红棕色，具3钝棱及明显的纵沟及棱线，先端有圆形突起的柱基，基部有果柄或果柄痕，果皮坚韧，内分3室，每室含种子7～24粒，种子集成团。种子多面形，直径5～7mm，黄棕色或红棕色，具灰白色膜质假种皮，中央有凹陷合点，较狭端腹面有圆窝状种脐，种脊凹陷成1纵沟。气芳香，味辛、辣。以个大、饱满、色红棕、气味浓行为佳。

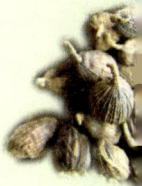

2. 显微鉴别

粉末特征：黄白色或棕白色。种皮表皮细胞表面观长条形，末端渐尖或钝圆，长至263μm，直径20～45μm，外具角质层。下皮细胞长方形或长条形，长74～149μm，直径28～46μm，常与种皮表皮细胞上下层垂直排列。油细胞含油液。内种皮厚壁细胞表面观多角形或类图形，大小（24～42）μm×（32～60）μm，壁厚约7μm，非木化，胸腔内含硅质块，大小（15～23）μm×（19～35）μm；

切面观细胞排成栅状，胞腔位于一端，内含硅质块。

种子横切面：类肾形，外周微波状。假种皮细胞多列，壁稍弯曲；种皮表皮细胞1列，径向延长，排列较整齐，壁厚稍弯曲，外被角质层；下皮细胞1列，不含色素；油细胞1列，较大，切向延长约至139μm；色素层细胞5～9列，内含棕黄色或淡黄色物；内种皮厚壁细胞褐红色、棕红色或黄红色，径向延长约至132μm，内壁厚约85μm，外胚乳细胞充满由微小淀粉粒集结而成的淀粉团，有的尚含细小草酸钙方晶或簇晶；内胚乳含糊粉粒。胚细胞含糊粉粒，并含脂肪油滴。

3. 理化鉴别

薄层色谱：取本品挥发油，加乙醇制成每1ml含50ml本品的溶液，作为供试品溶液。取桉油精对照品，加乙醇制成每1ml含20ml桉油精的溶液，作为对照品溶液。吸取上述两种溶液各1ml，分别点于同一硅胶G薄层板上，以正己烷-乙酸乙酯（17：3）为展开剂，展开，取出，晾干，喷以5%香草醛硫酸溶液，于105℃烘数分钟，供试品色谱中在与对照品色谱相应的位置上，显相同的蓝色斑点。

品质标志：《中国药典》2015年版规定，本品种子团含挥发油不得少于1.4%（ml/g）。

（二）常见伪品及鉴别

草果与草豆蔻：性味皆辛，温，归脾胃经；功效燥湿温中。草豆蔻具有行气作用，草果行气作用几无；草果功能截疟，可用以寒湿偏盛之疟疾。而草豆蔻则无此作用。

草果与砂仁：二药性味皆辛，温，归脾胃二经，同具化湿，行气，温中之功效。砂仁行气作用强，草果温燥作用强。故砂仁能行气和中而达止呕，安胎之效是为其独有特点。草果有截疟之特长，可用治寒湿偏盛之疟疾。

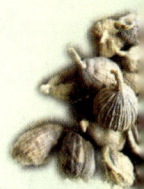

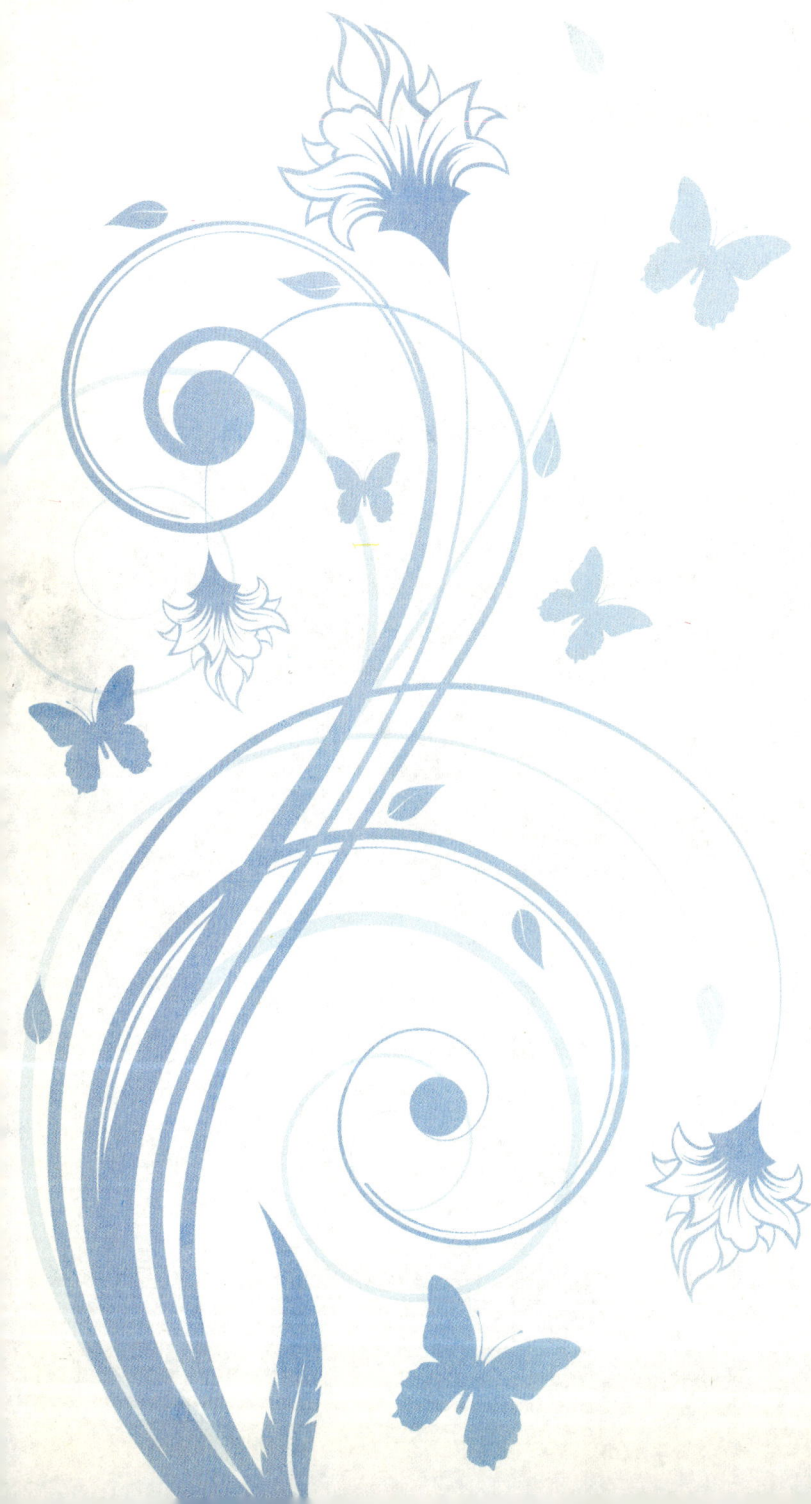

第6章

草果现代研究与应用

一、化学成分

草果的主要化学成分有挥发油、酚类、黄酮类、蒽醌类、皂苷类、强心苷、香豆素、类固醇、植物多糖、萜类、单宁、有机酸、内酯、花青素、儿茶素等多种生物活性成分。

李氏等测定了草果精油含量为1.61%，并鉴定出了1，8-桉油素（33.94%）为主要成分，以及柠檬醛（15.58%）、α-蒎烯（2.30%）、β-蒎烯（1.38%）、柠檬烯（1.50%）、反-2-十一烯醛（11.78）、对-聚伞花烃（2.54%）、壬醛（0.69%）、癸醛（3.00%）、芳樟醇（1.15%）、樟脑（0.92%）、α-松油醇（2.88%）、香叶醇（4.84%）、橙花叔醇（1.84%）等14种成分，其中反-2-十一烯醛具有浓郁的草果辛香味，是除1，8-桉油素之外的另一个主要成分。

对草果杆精油成分进行了研究，并与果实的精油成分进行比较，以扩大草果精油来源并对废弃的草果杆加以利用。草果杆精油含有1，8-桉叶油素（58.08%）、α-蒎烯（10.93%）、β-蒎烯（6.25%）、金合欢醇（4.19%）、橙花醛（0.24%）、香叶醛（0.28%）、樟脑（0.41%）等，这说明植物生长部位不同，精油成分略有不同，含量也有差别，但两种精油的主要成分均为1，8-桉叶油素。因此，可以考虑综合利用草果杆，变废为利，增加草果精油来源，降低成本。

　　李氏等研究了云南主要产区的16个草果样品，测定了干果及茎叶的精油含量。干果的精油含量为1.56%～1.74%，茎叶的精油含量为0.085%～0.11%。经分析测试，得知草果茎叶精油化学成分比干果更复杂，草果干果精油鉴定出50余种成分，草果茎叶精油鉴定出60余种成分，茎叶化学成分含量与干果也有较大差异，如1,8-桉油素含量干果中达32%，茎叶中6%～9%。精油主要成分含量与李氏等鉴定结果大致相同。

　　对云南腾冲草果鲜茎、果穗和叶精油的化学成分进行了GC/MS和GC定量分析，结果表明，草果全株均含精油，叶油成分最复杂，共分离出52个成分；其次是茎油，分离出22个成分；果穗油共分离出10个成分。三种精油的主要化学成分与草果果实的差异较大，但均以1,8-桉油素（47.04%～74.86%）为主。并对三种精油作了香气鉴定，香气各异，均无草果果实之辛辣味。

　　采用超临界CO_2流体萃取技术从草果中萃取挥发油，通过气相色谱-质谱（GC-MS）结合计算机检索技术对其挥发油化学成分进行分析，共分离鉴定出23个成分，其中3-苯基戊烷、保幼激素、棕榈酸、花生酸等12个成分为首次从草果中分离得到。用超临界CO_2萃取草果的挥发性成分能得到常规水蒸气蒸馏所得不到的成分，保存了对热不稳定及易氧化的挥发性成分。用同样方法对挥发油分别进行成分分析，得到81个峰和110个峰，分别鉴定了65种和93种成分。此外，首次从该植物中检测到微量有机氯、硫、氮等化合物。进一步证

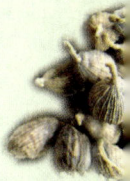

明，草果的超临界CO_2萃取工艺可大大提高挥发油的收率和鉴定的准确性、精确度。

采用自行研制的PR混合溶剂超声波提取草果的挥发油，GC/MS分析其化学成分及相对含量，建立草果挥发油的GC/MS指纹图谱，共鉴定出39种化合物。

用微波萃取法从云南金平产的草果中提取挥发油，并与常规溶剂提取法和水蒸气蒸馏法进行了收油率比较，结果常规溶剂提取法的收油率高于水蒸气蒸馏法，而微波萃取法的收油率又略高于常规溶剂提取法。3种方法得到的草果精油的主要化学成分相同，分别为1，8-桉油素、（E）-2-癸烯醛、香叶醇、2-异丙基苯甲醛、柠檬醛等，但微波萃取法和常规溶剂萃取法得到的主要化学成分相对集中。

用毛细管气相色谱法分别测定了云南及广西产草果挥发油的化学成分。在云南产草果挥发油中共分离出54种化合物，检测出其中的49种。在已鉴定的组分中，香柠檬、薄荷油、香叶醛、β-辛丙烯醛、榄香醇、3,7-二甲基-1,6-辛二烯-3-醇等30种化合物是文献未曾报道过的。在广西产草果挥发油中共分离出64种化合物，鉴定了其中54种，在检出的化合物中，β-松油醇、香叶醇、香茅醛、橙花基醇、正丙基安息香醛等37种化合物未见文献报道过。

采用超临界CO_2流体萃取技术分别提取了云南及广西产草果挥发油。在云南产草果挥发油中共分离出48种化合物，检测出43种，其中含量较高的水合莰烯（1.58%）、α-柠檬醛（3.40%）、香芹醇（2.16%）、香叶醇乙酸酯（3.53%）等10余种成分未见在该药材中报道过；在广西产草果挥发油中共分离出71种化合物，鉴定了其中56种，其中含量较高的2-癸烯-1-醇（3.09%）、紫丁香醇（2.70%）、3-苯基-2-戊烯（2.83%）、4-异丁基苯乙酮（2.20%）等30余种组分未见在该药材中报道过。

此外，研究还发现草果中含有淀粉、油脂及Zn、Ni、Mn、Fe、Sn、Pb、Cu等十几种微量元素。

二、药理作用

有关草果药理作用的研究一般是采用粗提物或水煎液，而挥发油部分同水提液均有作用，但是单一成分的药理研究尚未见报道。草果的药理研究主要有以下几个方面。

1. 镇痛

草果不同炮制品的水煎液均具有明显的镇痛作用。将小鼠腹腔注射10%的草果水煎液（包括生品、炒品及姜制品）10min后腹腔注射0.5% Hac 3种水煎液均能明显减少小鼠扭体次数。不同的草果水煎液对离体肠管标本均具有拮抗肾上腺素引起的回肠运动抑制作用，可改善乙酰胆碱引起的回肠痉挛。

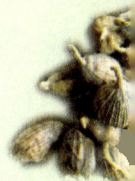

2. 抗胃溃疡

研究表明草果提取物混悬液2.0g/kg剂量对吲哚美辛（消炎痛）、利血平引起的胃溃疡有明显的抑制作用。另外，采用托弗试剂和酚酞二步酸碱滴定法测胃液游离酸及总酸度，采用Mett法测定胃蛋白酶活性表明草果对大鼠胃液的总酸度有明显的降低作用，可显著抑制胃蛋白酶的活性。

3. 抗乙肝病毒

采用HBV-DNA斑点杂交技术对170种中草药进行了体外抑制HBV的实验研究，结果表明中药草果、黄连、北山楂等19种草药对纯化的HBV-DNA有不同程度的抑制作用。从1000种中草药水提取液（每种含生药250g/50μl）与HBsAg（8个血凝单位）接触4h后，共筛选出28种高效药物（8倍抑制）。草果水提液有明显的抑制HBsAg的作用。

三、应用

（一）临床应用

1. 治疗乙型肝炎

草果40g（去壳取仁，用生姜汁加清水拌炒）、人中黄50g、地骨皮60g。水煎服，日1剂；亦可研末服用，每次10g，日1次。治疗乙型肝炎94例，痊愈59例，好转29例，无效6例，总有效率91.37%。HBsAg阴转率62.65%。

2. 治疗牛瘤胃鼓气

草果250g、生姜100～150g、芝麻油250ml、香烟2支。将药研为细末，拌入香油内，混匀，1次投服，治疗牛瘤胃鼓气22例，全部治愈。

3. 治疗腹部手术后腹胀

35例患者口服草果汤剂30min内出现肛门排气腹胀缓解者29例，占82.96%，1h内出现肛门排气腹胀缓解者5例，占14.28%，2h排气腹胀缓解者1例，占2.86%。

（二）现代医学应用

中成药有很多使用草果的配方，如透骨搜风丸、益肾丸、开郁舒肝丸、宽胸利膈丸和洁白丸等。

在古代已有用草果入药的经验，并在书中记载了相应的药用附方，并利用草果制成中成药等药品。

已申请国家专利的复方草果注射液，可用于预防和治疗冠心病等心血管疾病，对心电图有心肌供血不足的患者有明显疗效；在湿热疫中出现白苔时，以芳香化湿（藿香、草果、厚朴）、清热燥湿、利水渗湿、化痰药物配合辛温解表、理气药物使用为主。草果在医药领域的应用情况见表6-1所示。

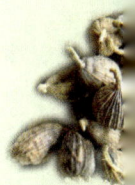

表6-1 草果在医药领域的应用情况

用途	名称	配方	处方来源	作用
药用附方	草果饮	草果、常山、知母、槟榔、乌梅、甘草、穿山甲、草果子、甘草、地榆、枳壳（去穰、麸炒）	《慈幼新书》《传信适用方》	治疟疾、胃中寒痰凝结治肠胃冷热不和，下痢赤白、伏热泄泻、脏毒便血
	清脾汤	青皮、厚朴、白术、草果仁、柴胡、茯苓、半夏、黄芩、甘草	《济生方》	治瘅疟、脉采弦数、口苦舌干、心烦、口渴、小便黄赤
	果附汤	草果、香附子	《济生方》	治肿寒疟疾不愈、振寒少热、面青不食
	实脾饮	干姜、附子、白术、茯苓、炙甘草、厚朴、大腹皮、草果仁、木香、木瓜	《济生方》	治肢体浮肿、身重纳呆、便溏溲清、四肢不温
	达原饮	槟榔、厚朴、草果仁、知母、芍药、黄芩、甘草	《瘟疫论》	治瘟疫初起
	草果知母汤	草果、知母、半夏、厚朴、黄芩、乌梅、花粉、姜汁	《温病条例》	治背寒、胸中痞结、疟来日宴、邪渐入阴
药品	柴黄双解颗粒	大黄、黄芩、青蒿、大青叶、草果等9味中药	于远洋等（2014）	用于外感发热、表里俱热之痹症
	类风关颗粒	青蒿、黄芪、常山、草果、槟榔、知母、防风	汪文来（2005）	治疗类风湿关节炎
	小儿消食咀嚼片	党参、北沙参、佛手、麦芽、陈皮、厚朴、草果、山楂	郭玉姝（2010）	治疗小儿功能性消化不良
	珍龙醒脑胶囊	天竺黄、西红花、丁香、肉豆蔻、豆蔻、草果等29种药材	高伟（2013）	治疗脑血管疾病
	果拉觉吉（十一味草果丸）	草果、诃子、木香、	德格宗萨其美藏医院	健胃消食
	精制中药饮片	白豆蔻、草果	补益堂药业	燥湿健脾、温胃止呕、噎膈反胃

（三）食疗与保健

草果是一种香辛料植物，全株具有特殊浓郁的辛辣香味，常用来烹调菜肴，能去腥除膻、增进菜肴味道，从而增加食欲，是烹调佐料中的佳品，被人们誉为食品调味中的"五香之一"。在制作鱼类和肉类等菜肴时添加草果可使其味更佳；调制卤水时加点草果可以增香；炖煮羊肉时加入草果可使羊肉清香可口，又能驱避羊膻味。另外，在火锅店里，草果可为给火锅底料提香。目前，用于食用的草果产品包括干草果、草果粉、以草果为配料的调味料（包括复合香辛料调味包以及炖鱼、卤肉、牛羊肉调料等），这些产品在食品中主要用于调味增香。

以草果为原料的一些草果产品虽没有在市场上销售，不过已注册了国家专利，这些专利为草果产品多样性的开发提供了技术思路。部分草果产品国家专利见表6-2所示。

表6-2　部分草果产品国家专利

产品名称	专利号	申请人	用途或性质
草果精粉 草果咖啡	200410008132.5	曹正安、朱吉之	用于食品增香调味料
风味米酒 草果风味	201310106387.4	孟磊	减肥美容、维持正常血压和心脏功能
麻辣调油	201410238094.6	天津春发生物科技集团有限公司	口感强烈、风味特征明显、有效成分利用率高

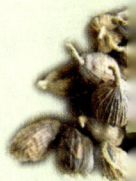

产品名称	专利号	申请人	用途或性质
草果油树脂	201410174310.5	天津市春晖生物科技有限公司	香气浓郁、口感强烈
仙桃草果长寿糕	201410585121.7	五河童师傅食品有限公司	口感丰富，有较好的保健作用
草果果醋	201510216205.8	张俊辉	燥湿健脾、祛痰、利水消肿

草果的很多生理活性除了应用于食品和医药行业外，在化妆品行业中也有应用，不过市售产品还较少。利用草果、白果制备的护肤液具有美容养颜、使皮肤变白变嫩的功效，另外，草果提取液有较好的紫外线吸收效果，将其应用在防晒化妆品中具有很好的发展前景。

（四）其他应用

嫩草果经腌泡后可作凉果食用，其口感清脆可口，目前已有市售；草果新抽的嫩芽为上好蔬菜，美味可口；采用超临界CO_2萃取技术、分子蒸馏精制而成的草果精油已在网络上销售，该产品可应用于肉制品、方便米面、调味品和膨化食品，是咸味香精的香辛料。

第7章

苹果种植历史
与现状

一、种植历史

草果始载于公元1505年元代的《本草品汇精要》，其曰："草果生广南及海南，形如橄榄，其皮薄，其色紫，其仁如缩砂仁而大。又，云南出者，名云南草果，其形差小耳。味辛，性温，气之厚者，阳也。截诸般疟疾治山岚瘴气"。明代《本草纲目》也记载："滇广所产草果，长大如诃子，其皮黑厚而梭密，其子粗而辛臭，正如斑蝥之气，元朝饮膳，皆以草果为上供"。草果原产于越南，根据《开化府志》记载：草果由瑶族同胞从越南引种于滇南和滇东南地区，已有300～400年历史。位于文山州的马关县因其种植历史悠久，种植农户多，在当地经济中的贡献突出，2001年被国家农业部授予"中国草果之乡"称号。马关县的草果山、草果林、草果箐等村名皆因原有草果而得名。另外，红河州的金平县也因栽培面积较大，草果质量较好，被称为"草果之乡"。

二、种植现状

1. 栽培种质类型混杂

草果是深受人们喜爱的调味佳品和传统中药之一，有着悠久的种植和利用历史；但至今仍处于"半野生"状态，缺乏科学的种植与管理方法，种子选育工作尚未开展，长期以来一直沿用传统的种子育苗方法，种子遗传特性不稳定，变异性较大。同一地块，存在有的株丛一直不开花结果或者果形和果色明显差异等。草果种苗也没有统一的供货渠道，各种植区域差异较大。在怒江州的3个县中，采用国家和地方政府免费供给农户一部分的种苗；在保山市的一些区域如腾冲等地则通过农民自繁种苗；地方政府对农户的种苗进行一定的经济补偿来支持草果产业的发展；在文山州、红河州等地，农户种植的种苗主要靠自己育苗或者到相邻的某些区域购苗。

2. 病虫害种类比较多

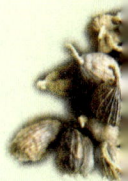

2002年云南文山州麻栗坡县首次报道了草果叶斑病。近年来，红河州草果人工栽培区30%的植株和80%的植株分别受到叶斑病和疫病的危害，损失率达10%～30%。受到疫病危害的植株从成株期至结果期，根茎部水浸状腐烂，导致植株死亡。由于草果所处生境温暖潮湿，具有一定荫蔽，枯枝残叶常常留存林中，正是某些真菌和细菌特别是真菌繁殖生长的良好环境。各个种植区域的病虫害情况各不相同，总体来看滇东南及滇南地区（文山州及红河州）病虫害发病较为严重，主要的病害有叶斑病、叶瘟、疫病、萎蔫病、花腐病、果腐病，虫害为草果螟虫、斑蛾、蝗虫和蚊蛆。滇西及滇西北病虫害发病较轻。

3. 多种因素限制坐果，单产低下

草果经济价值很高，但它的产量不高且不稳定。影响草果坐果率的因素可分为生态因子和草果的内部生理反应及外部形态结构。其中的生态因子主要是

光、温度、湿度、传粉昆虫和土壤肥力，它们同时影响着草果植株的生长发育与结实，彼此相关又相互制约。草果开花结实需要适宜的气温和80%以上的相对湿度。云南4月底以前处于旱季，高温低湿的条件对草果开花结实不利，因而3月中旬至5月初开的花结实率低或不能结实。第二是草果的内部生理反应。草果花粉属3-细胞型花粉，生活力较弱，易受环境因子影响。温度高于24℃时，花粉壁和花粉管容易破裂，无法完成受精过程，从而降低产量。由此可知，草果开花授粉最佳适宜温度幅度较小，种植在花期气温过低或过高的地方都不适宜。第三是外部形态结构，即草果花的结构。草果仅有一枚雄蕊正常发育，其他均退化成无花丝花药分化的退化雄蕊，雄蕊、雌雄蕊又被中央呈兜状的萼片所覆盖，与外界隔离，加大了授粉的难度。

4. 后期加工工艺落后，品质受损

云南省每年可收获数千吨优质鲜草果并就地进行烘干加工。但采用的多是"烟火熏烤"的传统方法进行干燥。但该方法存在很大弊端。

（1）烘烤时间长，每烘干一批草果需要48~72h。

（2）烘烤出的草果色泽发黑，外观不佳，产品烟熏味浓，香气不纯正或者香味变淡。

（3）由于在烘烤过程中烟气与草果直接接触，使得干果中的苯并芘（α）含量严重超标。苯并芘是目前已知的强致癌物质，进入人体后，会使细胞核的脱氧核糖核酸分子结构发生变异，从而导致癌变。

（4）传统方式烘烤草果在鲜果收摘后，就近搭烤架，挖地沟，甚至有些加工户为解决燃料问题，乱砍滥伐，对森林植被和生态环境等都造成了破坏。

5. 缺乏相关企业带动，附加值低

云南省的草果产业没有龙头，没有统一的收购和加工规范，省内经营流通渠道比较混乱。在怒江州以出售鲜草果为主，其他地区以出售草果干果为主。市场由农民的自由销售或者一些农村经纪人组成。由于药农市场意识淡薄、市场经济知识掌握较少、市场信息不灵通等因素影响，云南的草果市场基本属于买方市场，使群众在草果的整个产、供、销利益分配链条中处于劣势，获利极为有限。而且，由于没有相应的精深加工基地，一切产品只经简单烘烤，不经挑拣分类、等级评价，烘成干果后简单包装就外运销售，缺乏经营的主动性和创造性，产品附加值难以提升。

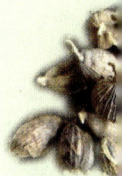

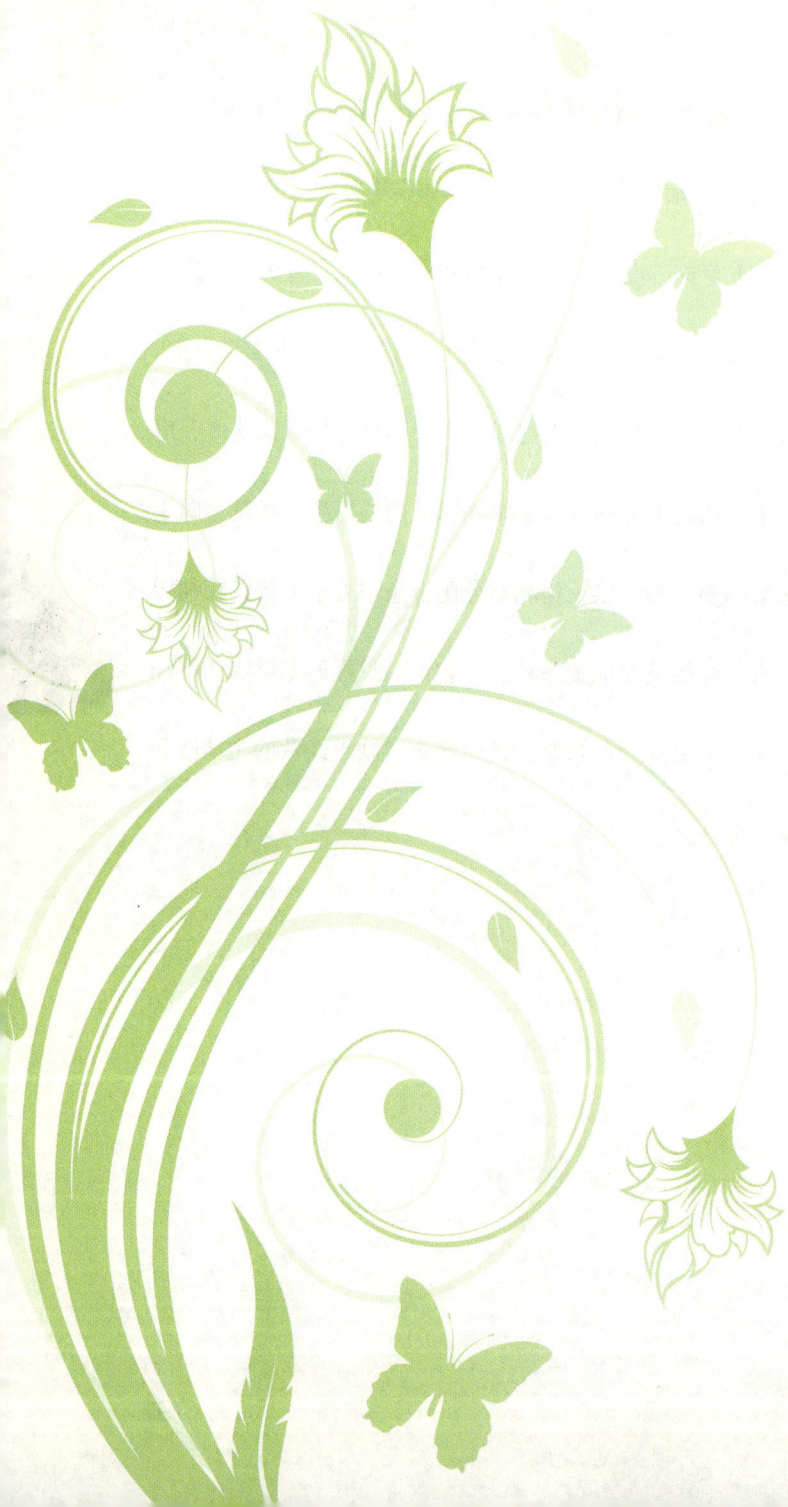

第8章

草果市场动态与应用前景

一、市场动态

云南省农业科学院药用植物所对2015～2016年各产区草果产量进行调研，2016年草果产量评估3700吨，各产区受灾严重，调查数据可见表8-1所示，各产区受灾减产分析如下。

1. 越南产区

越南产区减产95%以上，产量不足100吨。调研显示：第一主产地老街省受灾最重；第二主产区安沛省也很严重，次产区莱州还有少量挂果但最多只有5%。

2. 滇东南产区

滇东南产区包括红河、文山产区，减产90%，产量不足300吨。调研发现屏边县主产乡镇为大围山、白河、白岩等地。2010年以前屏边可产1000～2000吨干草果，近年下降为1000吨左右。2013年雪灾加干旱减产下降为600吨；2014～2015年产量为350吨；2016年没有产量。绿春县2009年丰产为2200吨干草果；2013年雪灾加干旱减产为850吨；2014～2015年受2013年雪灾影响产量下降为500吨；2016年无产量（本来应该恢复为1000吨以上）。

3. 滇西产区

滇西产区部分受灾，2016年减产至3000吨。德宏盈江及周边产区由2015年的1500～1600吨减产至2016年的800～1000吨；保山腾冲及周边产区由2015年

的1400～1500吨减产至2016年的700～800吨，减产20%～30%；而怒江泸水、

福贡、贡山地区2016年草果产量与2015年基本持平，保持在1200～1400吨。

表8-1　产区受灾减产调查表

年份（年）	越南	红河	滇西	文山	缅甸	产量（吨）
2014	3500	1500	3000	200	300	8500
2015	3500	1700	4500	300	400	10400
2016	100	100	3000	10	400	3700

由于草果生长在温暖潮湿的自然条件下，采用仿野生的栽培方式，极易受

冷空气、降雪、持续降雨、冰雹、高温、干旱等灾害天气引起减产（图8-1）。

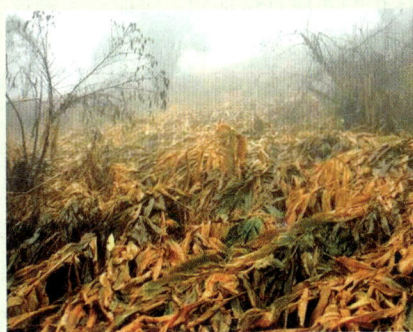 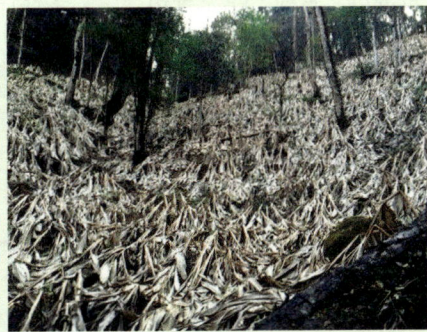

a.霜冻　　　　　　　　　　　　　　b.雪灾

图8-1　气候变化造成草果灾害

云南气象资料显示：2016年1月24～25日，云南西部在寒潮影响下的雨雪

刚刚结束，云南南部再次出现降温降雪天气。其中云南西南部局地的降温幅度

达10℃左右。

此轮降雪降温天气，不但造成红河州大部地区路面结冰，影响了正常交通，更是对草果主产区红河、文山、滇西等产区造成了不同程度的伤害；寒潮也史无前例波及中越边境甚至越南北部山区。

另外，2016年5～9月为草果花期，持续降雨造成草果授粉不充分，结实率不高，部分地区出现洪涝灾害。

二、应用前景

草果是一种重要的食、药两用食品，在我国90%以上应用于食品添加，只有5%应用于中成药的配制与其他领域。国内草果生产满足不了需求，每年从东南亚大量进口。目前，草果种植与生物多样性保护的矛盾日益加剧，应加强草果栽培技术及耕作方式的研究，提高单位面积产量，减少种植面积，以利于草果产业发展及森林资源的可持续利用。虽然我国已对草果进行了大量的研究工作，但草果中药功能主治有效成分方面研究还不够深入，草果功能因子方面的研究处于空白阶段。虽对草果物质代谢和抗氧化应激损伤等方面进行初步研究，但对草果中生物活性物质的结构及其各自降血脂、降血糖、抗衰老及减肥的作用机制还没有解明。因此，草果功能因子的构效、量效关系及作用机制，筛选出草果生物活性物质，确定其分子结构，阐明其生理调节机制，是今后研究的主要方向。

参考文献

［1］国家药典委员会.《中华人民共和国药典》一部［M］. 2015年版. 北京：中国医药科技出版社，2015.

［2］石亚娜. 草果药用本草考［J］. 中国现代中药，2013，15（10）：913-916.

［3］冉先德. 中华药海（精华本）［M］. 北京：东方出版社，2010.

［4］金世元. 中药材传统经验鉴别［M］. 北京：中国中医药出版社，2010.

［5］朱兆云. 云南天然药物图鉴［M］. 云南：云南科学技术出版社，2004.

［6］黄璐琦. 中草药与民族药药材图谱［M］. 北京：北京医科大学出版社，2005.

［7］国家药典委员会.《中华人民共和国药典》一部［M］. 2010年版. 北京：中国医药科技出版社，2010.

［8］罗晓霞. 草果与拟草果的性状与显微鉴别［J］. 中药材，2013，37（2）：227-229.

［9］雷恩，郭俊明，张旭山，等. 云南红河州3个草果栽培种产量和农艺性状的比较［J］. 新品种选育与推广，2016，35（6）：105-109.

［10］杨耀文，刘小莉，普春霞，等. 草果5个居群果序数量多态性比较研究［J］. 中药材，2010，33（7）：1034-1038.

［11］白然思，李核忠. 绿春县草果烘烤房利用状况分析及对策［J］. 林业调查求规划，2011，36（2）：117-119.

［12］张云洪. 草果等3种滇产药材主要成分研究［D］. 昆明：云南中医学院，2012.

［13］朱缨，俞迪佳，吴健. 草果挥发油成分的气相色谱－质谱联用分析［J］. 中国药业，2012，21（21）：4-5.

［14］查云盛，张国凤，张明龙，等. 怒江州不同产地草果挥发油含量比较研究［J］. 中国民族民间医药，2009（9）：13.

［15］雷恩，刘艳红，田学军，等. 云南金平县草果栽培种的穗部特征研究［J］. 热带农业科技，2011，34（1）：30-32.

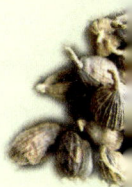